RECHERCHES

SUR LA

POURRITURE D'HOPITAL

PAR

Edmond WOLFF,

Docteur en médecine de la Faculté de Paris,
Ancien aide de chimie, ancien aide d'anatomie à la Faculté de méd. de Strasbourg,
Ancien interne à l'hôpital de cette ville,
Ancien externe des hôpitaux de Paris.

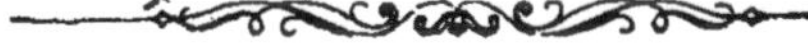

PARIS

ADRIEN DELAHAYE, LIBRAIRE-ÉDITEUR

PLACE DE L'ÉCOLE-DE-MÉDECINE

1875

RECHERCHES

SUR LA

POURRITURE D'HOPITAL

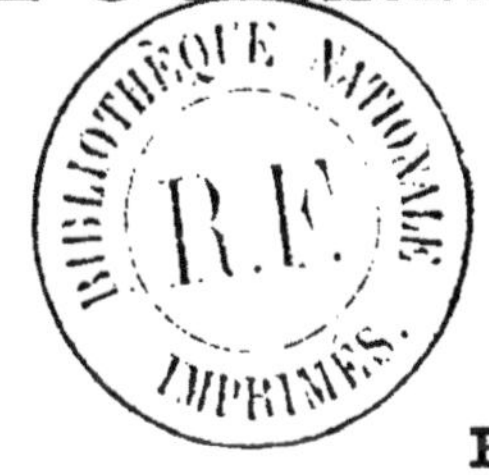

PAR

Edmond WOLFF,

Docteur en médecine de la Faculté de Paris,
Ancien aide de chimie, ancien aide d'anatomie à la Faculté de méd. de Strasbourg,
Ancien interne à l'hôpital de cette ville,
Ancien externe des hôpitaux de Paris.

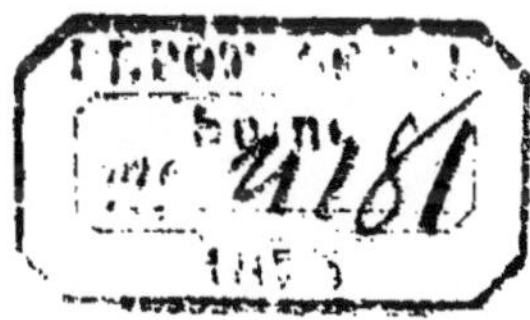

PARIS

ADRIEN DELAHAYE, LIBRAIRE-ÉDITEUR

PLACE DE L'ÉCOLE-DE-MÉDECINE

—

1875

RECHERCHES

SUR

LA POURRITURE D'HOPITAL

INTRODUCTION.

Un grand nombre de travaux ont été faits sur cette complication des plaies, surtout dans ces dernières années. Cependant les auteurs sont loin d'être d'accord. Je vais, dans ce travail, tâcher de donner l'état actuel de cette question d'après les travaux les plus récents. Attaché à l'ambulance du grand séminaire de Strasbourg pendant le siége de cette ville, il m'a été donné d'en voir plusieurs exemples ; mon excellent ami M. Rendu a, de plus, bien voulu me communiquer les observations qu'il a faites pendant les opérations de l'armée du nord et après les combats dans Paris ; qu'il me permette de lui exprimer ici toute ma reconnaissance. Puisant à toutes ces sources, faisant de nombreux emprunts à un article tout récent du *Compendium de chirurgie* de MM. Pitha et Billroth, j'ai écrit ces quelques pages, puissent-elles ne pas paraître trop imparfaites.

Depuis environ cent ans la plupart des chirurgiens désignent, sous le nom de *Pourriture d'Hôpital,* une affection des plaies qui consiste en une coagulation fibrineuse des liquides intercellulaires, en une accumulation de cellules de pus dans les couches les plus superficielles de la plaie ; produisant dans ses degrés les plus légers une nécrose et une destruction ulcéreuse des bourgeons ; dans les degrés plus graves des destructions gangréneuses profondes des tissus ; il n'est pas rare qu'elle tue par infection du sang.

La dénomination de pourriture d'hôpital est si bien admise par tous les chirurgiens, qu'aucune des dénominations nouvelles n'a pu prévaloir. Ainsi on a successivement proposé les noms de : mal d'hôpital, gangrène d'hôpital ou nosocomiale, dégénérescence putride, ulcère gangréneux des plaies, typhus traumatique, diphthérite des plaies, diphthéroïde.

La définition que j'ai donnée plus haut diffère un peu de celles des livres classiques, elle est basée sur les recherches anatomiques microscopiques que j'exposerai en détail à leur place.

Dans l'ouvrage de Follin, je trouve la définition suivante : affection caractérisée par une exsudation pseudo-membraneuse à la surface d'une plaie ou d'une cicatrice, le ramollissement gangréneux et l'ulcération des parties sous-jacentes à cet exsudat.

HISTORIQUE.

La recherche de la première origine de la pourriture d'hôpital et des connaissances des anciens à son sujet serait possible, si cette maladie était réellement, comme son nom l'indique, une forme particulière de gangrène des plaies spéciale aux bâtiments d'un hôpital. Il n'y aurait qu'à consulter les annales des premières années de fondation des hôpitaux, pour retrouver la trace de cette affection, quoique sous des désignations différentes, selon les théories médicales régnantes. Or il n'en est rien.

Ce n'est guère qu'au commencement du siècle dernier, que nous trouvons la pourriture d'hôpital mentionnée d'une façon spéciale dans les écrits de quelques médecins, et distinguée des autres gangrènes sous un nom particulier.

On a voulu, bien à tort, en conclure que cette maladie est de date récente et née sous des influences spéciales. Les dénominations différentes et le revirement continuel des idées sur la nature des maladies rendent les recherches historiques plus difficiles, surtout dans les maladies épidémiques qui en altèrent souvent le caractère à un haut degré. Il n'y a pas bien longtemps que l'on discutait encore pour savoir s'il fallait ranger la gangrène nosocomiale dans les variétés de gangrène ou s'il fallait la considérer comme une putréfaction. Il est donc peu juste d'accuser les chirurgiens d'autrefois d'avoir méconnu la pourriture d'hôpital, parce qu'ils n'en parlent pas dans le chapitre gangrène.

Pouteau, en 1783, a laissé dans ses *Œuvres posthumes*, la première bonne description de cette maladie qu'il appelle : gangrène humide des hôpitaux. Elle était bien connue et fréquente dans les hôpitaux ; il l'attribue à l'air vicié des services chirurgicaux.

Quesnay, dans son *Traité de la gangrène*, 1749, ne parle pas de la pourriture, le *Dictionnaire encyclopédique* garde le même silence. De la Motte, dans son *Traité complet de chirurgie*, 1722, désigne dans l'introduction de son chapitre sur la gangrène, la pourriture d'hôpital comme gangrène dans le sens le plus étroit, et il mettait dans cette catégorie les altérations des plaies qu'à cette époque on désignait communément à l'Hôtel-Dieu sous le nom de « pourriture. »

Cet auteur dit : la gangrène attaque dans cet hôpital encombré toutes les plaies, cavités d'abcès et y est appelée pourriture pour ne pas trop effrayer les malades par la désignation plus exacte de gangrène. On voit par De la Motte, que la pourriture d'hôpital était alors déjà acclimatée et connue depuis longtemps à l'Hôtel-Dieu.

Fodéré dit que déjà, à la fin du 16e siècle, on avait été frappé de la fréquence de cette complication dans une salle encombrée de l'Hôtel-Dieu. Il n'est pas douteux que la gangrène nosocomiale a existé pendant des siècles dans ces foyers d'infections, mais que l'on a négligé pendant longtemps d'y faire des investigations scientifiques.

Mais ce qui, plus encore que la négligence, doit être considéré comme la cause de la disparition si prompte de cette maladie dans la littérature médicale, est l'insuffisance des éléments du diagnostic des altérations pouvant survenir dans une plaie. On n'attachait même à ces altérations qu'une importance secondaire, l'attention était surtout attirée sur la fièvre et ses variétés. Larrey parle d'une fièvre nosocomiale appartenant au groupe des fièvres adynamiques et typhiques, ne dépendant pas des plaies ; mais si cette fièvre atteint un individu porteur d'une plaie, elle détermine chez lui la pourriture d'hôpital (Pringle, Larrey, Brugmans). L'affection de la plaie n'était donc qu'un produit secondaire de l'affection générale.

Différents auteurs ont nommé la pourriture d'hôpital typhus des plaies (Eisenmann), typhus putride (Hoppe), typhus traumatique (Ollivier), récemment choléra des plaies (Pitha). De ces considérations on peut tirer les conclusions que, anciennement, le terme fièvre putride, comprenant surtout la pyémie et la septicémie, renfermait encore pour quelques auteurs la gangrène nosocomiale.

Enfin la grande divergence sur la manière d'envisager le processus local a une grande part au manque de clarté des auteurs qui ont parlé de cette maladie. A la fin du siècle passé et au commencement de celui-ci, les uns faisaient de la pourriture d'hôpital une gangrène, mais d'une variété toute spéciale ; d'autres tels que Richerand, Roche, Sanson, niaient la gangrène et lui substituaient l'idée de pourriture. Il y a environ cinquante ans, les chirurgiens français et anglais se servaient habituellement des expressions de dégénérescence des plaies, *putrid degeneration*. Gillespie l'appelait : *the malignant ulcer*, Blane et Thomson : *the malignant ulcer* et Little, ajoutant un terme significatif, l'appelait : *contagious malignant ulcer*. C'est en s'aidant de toutes ces dénominations qu'il faut faire des recherches historiques qui alors deviennent plus aisées et plus productives.

Dans *Fabrice de Hilden* (première moitié du 17e siècle), je ne trouve dans son chapitre gangrène rien ; mais quand il parle des *ulcera putrescentia*, on y retrouve certainement la description d'ulcères atteints de pourriture d'hôpital ; il parle de caractère infectieux et destructeur de ces ulcères, il donne comme le meilleur remède le fer rouge. (Pour plus de détail voir : *Chirurgiæ efficacis pars* II, *enarratoria de sectionibus*. Cap. XLII.)

Je trouve dans les œuvres d'Ambroise Paré (fin du 16e siècle) des détails plus précis encore. Liv. XI « des playes d'arquebuses. » Par ainsi la maligne constitution de l'air, soit que la cause en soit manifeste ou occulte, peut rendre les plaies putrides, etc , etc. Ce que j'ay bien remarqué au siége qui fut mis devant Rouen. Car le vice de l'air altérait et corrompait tellement le sang et les humeurs, par l'inspiration et transpiration, que les playes en étaient rendues si pourries et puantes, qu'il en sortait une féteur cadavéreuse. — Il y avait un air si malin, que plusieurs mouraient voire de bien petites blessures, etc. Paré considérait donc la pourriture d'hôpital comme une infection putride de tout l'organisme, épidémique, causée par un miasme et

produisant avec un cortége de symptômes fébriles la destruction gangréneuse de la plaie. En effet, dans son liv. XIII
Des ulcères, etc., il dit : Car lorsqu'il y a pourriture et que
d'icelle sort vapeur fétide et cadavéreuse, accompagnée de
sorditie, c'est signe d'un ulcère putride. » Je ne puis malheureusement pas citer tous les passages et il y en a de bien
significatifs, j'ai déjà trop insisté, mais je l'ai fait à dessein,
car ces passages me serviront à pouvoir suivre les traces
de cette affection jusque dans les temps les plus reculés.

En remontant à Théophraste Paracelse, je trouve dans
son livre de la grande chirurgie, 1ʳᵉ partie, 6ᵉ chapitre, *Des
complications des plaies*, un passage remarquable prouvant
que ce chirurgien a observé une épidémie de pourriture d'hôpital coïncidant avec une épidémie de diphthérie buccale.
Deux siècles auparavant, Guy de Chauliac dans : *Chirurgia
magna* mentionne certainement la gangrène nosocomiale ;
il résulte presque de ses descriptions que les anciens appe-
laient *ulcus sordidum* la pourriture superficielle, et *ulcus
putre* les formes plus graves de cette affection. (Voir
tract. IV, doct. I, cap. 3.) Lanfranc et d'autres écrivains du
moyen âge parlent également des « ulcera sordida et putrida. » Maintenant que je crois avoir démontré chez ces
auteurs la connaissance de la gangrène nosocomiale, il ne
me sera pas difficile d'en suivre la trace jusque chez les
Arabes et les Romains.

Avicenne parle des *ulcera putrida* et *depa s centia*, de même
que Rhazès, Abulcasis, Argelas.

Paul d'Egine conseille pour le traitement local de ces
ulcères des remèdes encore employés quelquefois aujourd'hui, entre autres l'huile de térébenthine, etc. Galien
(*Hippocratis Aphorismos*) parle des *ulcera putrida et depas-
centia*. J'ai sous les yeux les passages de ces divers auteurs,
mais les limites de ce travail ne me permettent pas de les
transcrire. J'ai cité tous ces auteurs pour donner la preuve

historique que la pourriture d'hôpital était connue des médecins dans les temps les plus reculés et existait avant la construction des premiers hôpitaux. Mais cette affection n'était pas considérée comme une gangrène, mais comme une infection putride de l'organisme produite par des miasmes. Cette infection amenait la décomposition putride de la plaie et trouvait naturellement le plus de victimes, là où il y avait accumulation de blessés.

Les retours périodiques de cas de cette maladie dans les grands hôpitaux infectés par le temps et les encombrements, comme l'Hôtel-Dieu de Paris et celui de Lyon (ce dernier date déjà de l'an 560) attirèrent l'attention, et on baptisa alors cette complication des plaies d'un nom nouveau. Cette désignation de gangrène des hôpitaux est due aux chirurgiens de Paris, Lyon, Montpellier. Les chirurgiens de la marine anglaise de leur côté Gillespie, Trotter, Hutchinson, Blane créèrent le terme « ship ulcer » à cause des ravages effrayants faits par la maladie sur leur flotte.

C'est aux chirurgiens français De la Motte, Ledran, Pointe, Ravaton, Pouteau, Dussaussoy et autres que revient le mérite d'avoir démontré le caractère gangréneux de la pourriture en en faisant une forme spéciale, ils ont de plus, mieux reconnu la nature de la maladie. Champeau et Pouteau affirmèrent les premiers la contagiosité de cette affection.

A partir de Pouteau les mémoires sur la pourriture se multiplient. Je renvoie pour la liste de ces travaux dont quelques-uns sont importants et pleins d'intérêt à mon index bibliographique.

La contagiosité fut niée par Percy, Richerand, Villaume.

L'important mémoire de Delpech ne saurait être passé sous silence. Il fut publié en 1823, et reste encore aujourd'hui un chef-d'œuvre de précision. Le premier, il s'est entièrement débarrassé des idées fausses que l'on avait sur cette affection ; il la décrit comme une maladie née par infection locale et se propageant par voie de contagion. Ce n'est que secondairement que des phénomènes généraux peuvent se produire. Il affirma l'indépendance de la maladie avec le typhus pour réfuter une opinion alors en vogue. Il décrivit trois formes principales que l'on retrouve encore aujourd'hui dans beaucoup d'ouvrages classiques.

Je cite en passant le mémoire d'Ollivier sur lequel je reviendrai dans d'autres chapitres.

Brugmans admit un principe contagieux spécial, qui, disséminé dans l'air, produit d'abord une infection générale de l'organisme et consécutivement la pourriture dans la plaie.

Rollo, Hautson, Richerand nient la propriété contagieuse de la maladie. Hautson la croit analogue à la fièvre nosocomiale. Thomson et Hennen admettent le caractère contagieux, mais affirment cependant que la pourriture est une maladie secondaire toujours précédée d'une altération générale. Blackadder doute de la dispersion du contage par l'air, tandis que Gerson l'admet, tout en considérant la pourriture d'hôpital comme un typhus local putride.

Ollivier a fourni expérimentalement les preuves les plus convaincantes de la contagiosité, en s'inoculant la sécrétion d'ulcères atteints de gangrène nosocomiale. Défenseur convaincu de la contagiosité contre Percy, affirmant le caractère primitivement local de l'affection, Ollivier croit le virus de la pourriture analogue aux principes infectieux produisant le typhus, aussi appelle-t-il la pourriture : typhus traumatique.

Riberi se prononce nettement pour la contagion et croit qu'elle se produit le plus souvent par des instruments ou par les mains du chirurgien.

Ollivier, et après lui Robert, les premiers pensèrent

que la pourriture d'hôpital est une diphthérite des plaies.

Robert distingue trois variétés de diphthérite qu'il considère comme les différents degrés d'intensité de la même maladie. 1° diphthérite simple; 2° diphthérite pulpeuse ou gangréneuse; 3° diphthérite ulcéreuse. Il cite des cas de diphthérite du pharynx qui auraient donné naissance à une pourriture d'hôpital.

Cette opinion est en ce moment en assez grande faveur chez les Allemands, j'y reviendrai au chapitre nature.

Pitha, professeur à Vienne, a publié en 1851 une monographie importante sur la gangrène des hôpitaux. Il considère la pourriture comme un choléra des plaies; le caractère épidémique lui paraît démontré, la maladie naîtrait sous l'influence d'une puissance nocive générale inconnue, se développant aussi bien dans les hôpitaux qu'en dehors de ceux-ci; le caractère épidémique serait semblable à celui du choléra, du typhus, de la fièvre puerpérale, etc.

Virchow admet une grande analogie entre la pourriture et la diphthérie des muqueuses.

Marmy, qui a observé de nombreux cas pendant la guerre de Crimée, croit que cette modification des plaies est produite sous l'influence d'un empoisonnement général de nature typhique.

Il reste une foule de travaux récents que je ne puis tous analyser ici. Je me contenterai de signaler les principaux; j'en reparlerai dans le cours du travail; quant aux autres je renvoie à la bibliographie. Je citerai donc encore Zaborsky, Wunderlich et les travaux français récents dus à nos dernières guerres, de MM. Plomb, Lallour, Ménard, Bonnard, Maupin, Salleron, Bourot, Guilleaume, Boussuge et nos ouvrages classiques Nélaton, Follin.

Des différentes formes et des degrés de la pourriture d'hôpital.

Dans ce chapitre, je résume les descriptions et les divisions des principaux auteurs qui ont écrit sur ce sujet ; je le ferai suivre d'un tableau clinique de la maladie avec quelques observations, je terminerai par un exposé des recherches récentes anatomo-pathologiques.

Delpech, le premier, a décrit trois formes principales de la pourriture d'hôpital, deux d'entre elles furent généralement adoptées. Il ajoute que ces formes n'évoluent pas toujours d'une façon distincte d'un bout à l'autre, mais qu'il arrive un moment où elles se confondent ; aussi décrit-il une période commune aux différentes formes.

La première est celle dite ulcéreuse, qui commence ordinairement par une douleur légère d'abord, rapidement plus intense, affectant un ou plusieurs points de la surface d'une plaie qui jusque-là avait bien marché. Dans le point douloureux, on voit une légère excavation peu étendue au début, de couleur plus foncée que celle du reste de la surface suppurante, Le fond de l'excavation est occupé par un ichor brunâtre et tenace qui, enlevé, laisse voir que l'excavation est un point d'ulcération spontanée qui se développe et qui marque le premier pas de la désorganisation.

Cette ulcération s'étend en surface et en profondeur et détruit les parties sur lesquelles elle s'établit sans autre résidu que la matière ichoreuse. La plaie peut ainsi être attaquée partiellement ou en totalité, alors les bourgeons charnus, d'hémisphériques deviennent coniques et plus petits ; la suppuration est altérée, la plaie s'étend et prend une teinte violacée. Le sommet des cônes charnus est souvent ecchymosé.

La deuxième forme est la forme pulpeuse qui était seule

connue avant Delpech. Elle peut être également partielle ou générale.

Les bourgeons charnus prennent une teinte légèrement violette, bientôt un voile demi-transparent les recouvre et les dérobe incomplètement à la vue. Cette matière blanchâtre est adhérente et au début peut être assez facilement enlevée ; plus tard on peut l'arracher par lambeaux ou en entier, mais en faisant saigner la surface sous-jacente. Cette fausse membrane s'épaissit graduellement, devient grisâtre, se réduit en bouillie en subissant une espèce de fonte, la plaie devient très-douloureuse, ses bords s'empâtent et prennent une teinte violacée. La sécrétion qui, au début, avait complètement cessé, reprend, mais sous forme d'un suintement ichoreux, d'une odeur âcre, désagréable. La masse pulpeuse gagne peu à peu en étendue et en profondeur et détruit les parties molles, atteint même les os jusqu'à ce qu'il se fasse un arrêt.

La troisième forme de Delpech n'est qu'une variété de la précédente ; elle débute comme celle-ci par la formation d'une fausse membrane ; mais ce qui la caractérise est une infiltration sanguine quelquefois considérable. Enfin cet auteur mentionne encore une quatrième forme, d'intensité moindre dans laquelle les surfaces suppurantes sont pâles, boursouflées, dures, presque sèches, entourées de bords rouges.

Les deux formes principales furent adoptées par presque tous les auteurs qui suivirent Delpech ; cependant chacun trouve à décrire une ou plusieurs variétés fondées sur des caractères distinctifs. Ainsi Gerson parle, outre les deux formes classiques, ulcéreuse et pulpeuse, de forme s maligne, bénigne et inflammatoire. Ollivier mentionne, outre l'érosion ordinaire traumatique (devant répondre à la forme pulpeuse ou ulcéreuse) une érosion avec formation d'eschares et une érosion gangréneuse. Riberi voit dans la pourriture d'hôpital ulcéreuse une forme bénigne, et dans la pulpeuse, une forme maligne. Pitha adopte les divisions de Delpech. La caractéristique de la pourriture d'hôpital à forme pulpeuse est de détruire tous les tissus sans distinction, muscles, aponévroses, vaisseaux et nerfs, jusque sur les os ; tandis que la forme ulcéreuse ne détruit habituellement que la peau et le tissu cellulaire sous-cutané. Pitha propose alors de nommer la forme ulcéreuse, ulcération phagédénique superficielle et la forme pulpeuse, ulcération phagedénique profonde.

Marmy, dans son excellent travail, décrit deux formes :
1° Ulcérante gangréneuse ; 2° ulcérante avec exsudation couenneuse.

La première forme répond à la variété pulpeuse de Delpech avec cette singularité que Marmy y relève l'absence de fausse membrane. La surface de la plaie est d'un jaune pâle, sans fausse membrane, le mal ne se borne pas à la surface de la plaie, vers le 3ᵉ ou le 4ᵉ jour les accidents locaux se produisent profondément.

Dans sa seconde forme, Marmy dit : La tuméfaction des bords, l'induration périphérique, sont moins considérables, le mal est plus superficiel. Le fond de l'ulcère est gris, on peut soulever l'enduit qui recouvre la surface de la plaie, c'est une fausse membrane d'une épaisseur variable reposant sur des bourgeons très-rouges, saignants ; sauf ce point, la description est semblable à celle de la forme ulcéreuse de Delpech. Marmy n'est du reste pas très-conséquent avec lui-même, car après avoir dit que dans la forme ulcéreuse gangréneuse, il n'y a pas de fausse membrane, je trouve des passages où il dit que, dans cette forme, souvent il a vu la plaie recouverte d'un enduit d'un gris sale qui a successivement augmenté d'épaisseur et de consistance et est devenu pulpeux.

Groh ne voit dans les deux formes de Delpech que des différences de degré ; il affirme avoir vu souvent l'une se transformer dans l'autre.

Legouest, se fondant sur ses observations pendant la guerre d'Italie, rejette la forme ulcéreuse et n'admet que la pulpeuse qui fut de beaucoup la plus fréquente à cette époque.

Neudorfer et Touraine parlent d'une forme de pourriture dans laquelle la plaie prend un aspect granitique et une dureté parcheminée.

Pirogoff décrit six variétés de pourriture, dont le nombre peut être très-facilement réduit.

J'ai déjà parlé dans l'historique des opinions de Robert qui assimile la diphthérie de Trousseau à la pourriture d'hôpital qui serait une diphthérie des plaies. Demme de Genève, se range à cet avis.

M. Heine, l'auteur de l'article pourriture d'hôpital dans le vaste Compendium de chirurgie de MM. Pitha et Billroth, est en Allemagne le défenseur de la théorie de l'identité de la diphthérie des muqueuses et de la gangrène nosocomiale.

M. Heine subordonne la pourriture d'hôpital à la diphthérie des plaies et il donne la définition suivante : La pourriture d'hôpital est la gangrène d'une plaie diphthéritique. Il considère donc la pourriture comme une gangrène survenue sur un terrain diphthéritique, comme un degré supérieur du développement du processus diphthéritique. Il appuie son opinion sur les observations de Paracelse, de Robert, de Demme, sur les siennes propres : il cite des cas de diphthérie pharyngienne provoquée par la pourriture d'hôpital.

Je reviendrai au chapitre nature sur cette opinion que je ne crois pas exacte et qui a besoin de nouvelles recherches, mais j'ajoute qu'elle est basée sur des observations qui paraissent sérieuses et exactes.

Un tableau unique des phénomènes locaux, depuis l'apparition des premières altérations de la plaie jusqu'à la disparition des dernières traces est chose impossible. L'affection peut suivre des marches trop différentes et une division est indispensable; aussi décrirai-je un processus initial formant sans exception le premier stade d'une pourriture quelle que soit son évolution ultérieure, mais pouvant quelquefois n'avoir qu'une durée très-courte et qui souvent a passé inaperçue. Cette forme primitive est l'infiltration des couches superficielles de la plaie et leur mortification. De là partent deux divisions, deux chemins que peut prendre la pourriture d'hôpital, quand elle ne reste pas limitée à la forme première, ce sont : 1° La gangrène pulpeuse, 2° la destruction ulcéreuse de la plaie. Ces formes existent souvent isolées mais peuvent passer de l'une à l'autre.

1° *Infiltration et mortification de la couche superficielle de la plaie.*

A certaines époques et dans certains hôpitaux on remarque que des plaies, qui jusqu'alors ont bien marché, sont subitement devenues plus pâles soit en quelques endroits seulement, soit dans toute leur étendue. Le jour suivant déjà on y remarque une coloration d'un gris sale. D'autres fois ce changement de coloration est précédé de mollesse et d'œdème des bourgeons, quelquefois encore, plusieurs jours avant l'apparition des premiers symptômes, les granulations ont une grande tendance à saigner, d'autres fois enfin les bourgeons sont recouverts d'un voile d'apparence vitreuse ou teinté en blanc, plus ou moins transparent ; ce voile s'épaissit, devient franchement blanc et prend la consistance d'une membrane. Cette couche adhère dès le début aux granulations, on peut l'enlever avec des pinces par fragments ou en entier et on voit en l'arrachant qu'elle est retenue à la surface bourgeonnante par un grand nombre de petits filaments que l'on rompt. Cette modification dans l'état d'une plaie est souvent sans aucune gravité ; elle est due alors à des irritations locales et disparaît avec la disparition de la cause. On voit cet accident le plus souvent se produire à l'ouverture de trajets fistuleux, de trajets de balle.

Fréquemment la pourriture a suivi ces premières altérations et alors l'enduit grisâtre adhère plus fortement aux bourgeons sous-jacents, et en enlevant cet enduit avec les pinces, on provoque des hémorrhagies. Cette fausse membrane est fréquemment parsemée de points rouges qui sont les lumières des capillaires dans lesquels le sang est accumulé par l'arrêt de la circulation dû à l'engorgement des couches profondes. Cette distension dans les capillaires de nouvelle formation, dont les parois cellulaires n'opposent encore que peu de résistance, est une des causes des hé - morrhagies qui se produisent ; une autre est l'altération nutritive des cellules des bourgeons par l'infection et la destruction moléculaire de celles-ci. Les hémorrhagies accélèrent la décomposition putride des couches infiltrées de la plaie, le sang se putréfiant tout le premier.

Cette infiltration de la plaie avec formation d'une fausse membrane ne se fait au début qu'en un seul, quelquefois plusieurs points nettement circonscrits, puis elle s'étend peu à peu et finit par recouvrir toute la plaie. Elle peut s'étendre beaucoup plus rapidement sur celle-ci, quelquefois dans l'espace d'une nuit. Les parties atteintes font saillie sur les parties saines et paraissent recouvertes d'une couenne épaisse. Les corpuscules du pus, qui remplissent la trame des bourgeons et dont la sortie à l'extérieur est rendue impossible par la coagulation des liquides intercellulaires, grandissent, prennent quelquefois un volume double de celui des globules blancs, sans altération de forme, et se multiplient par prolifération endogène. Les bourgeons charnus ainsi infiltrés restent encore humides et mous. Cette forme a été décrite par plusieurs auteurs sous le nom de forme fongueuse de la pourriture. D'autres auteurs ont

parlé aussi d'une gangrène nosocomiale a forme sarco-
mateuse, Weber en cite un cas : Quatre jours après l'extir-
pation d'un myxosarcôme de la région thénar de la main
gauche, les faisceaux musculaires à nu dans la plaie se
couvrirent d'un exsudat gris ; le 11° jour ces muscles se
gonflèrent jusqu'à prendre le volume d'un œuf de poule,
avec coloration grise et dureté assez manifeste. Cette tumeur extirpée était constituée par des éléments semblables
à ceux que l'on avait enlevés 11 jours avant. M. Heine
explique ce fait par la continuation de la circulation dans
les parties musculaires atteintes de pourriture, ce qui avait
amené un degré d'évolution supérieur dans les cellules du
pus.

Généralement l'extension de cette infiltration séro-albu-
mineuse se fait en surface, et, pour la profondeur seulement,
en nappe et non par formation d'une tumeur.

Quand la coloration grise des granulations atteint les
bords de la plaie, quelquefois même avant, ceux-ci deviennent le siége d'un œdème inflammatoire. L'étroit liséré rose
qui les entourait et le léger gonflement œdémateux se transforment en une zone inflammatoire large, d'un rouge foncé,
fortement infiltrée, à caractère phlegmoneux.

Les globules du pus infiltrent le tissu cellulaire sous-cutané des bords de la plaie, qui paraissent déjetés et qui finis-
sent par se transformer en une eschare.

Pendant que se font ces altérations ,souvent en très-peu
de temps, la sécrétion de la plaie change de caractère. Elle
diminue au point que les linges de pansement sont presque
secs encore après 24 heures. Puis la consistance du pus
change ; il devient plus mince, plus aqueux, moins riche en
globules, il irrite la peau des parties voisines. Peu à peu la
sécrétion redevient plus abondante, mais en conservant les
altérations mentionnées ; elle peut devenir tellement abondante, qu'elle traverse compresses et bandes. Ce liquide

ainsi que les linges qui en sont imbibés, répandent une odeur pénétrante et repoussante bien distincte de celle de la putréfaction ordinaire. Dans l'évolution ultérieure de la maladie et généralement comme signe d'une amélioration, apparaît assez souvent (1 fois sur 6) la suppuration bleue ou verte. Souvent un érysipèle précède ou accompagne l'apparition de ce phénomène.

Les opinions sur la formation de cette coloration bleue sont très partagées. Robin et Verdeil la rapportent à la matière colorante de la bile ; Hérapath en fait de l'indigo, Fordos la rapproche de l'hématine, Lücke l'attribue à des vibrions colorés en bleu (vibrio cyanogenus). Sédillot montre qu'à une température de 26° à 30°, la sérosité du sang et du pus subit une réaction particulière qui donne lieu à la matière colorante bleue. MM. Duval et Lereboullet disent que la matière colorante du pus, pyocyanine, qui a tous les caractères de la matière colorante de la bile, est parfois assez abondante pour colorer le pus en bleu. M. Heine croit que l'hématine provenant des globules rouges du sang décomposés après leur extravasation subit, sous l'influence des organismes inférieurs (vibrions), des décompositions plus avancées qui amènent la formation de la coloration bleue.

La marche ultérieure de la maladie dépend de l'intensité de l'infection. Dans les cas les plus légers, superficiels ou circonscrits, la couche infiltrée diminue graduellement d'épaisseur par une fonte imperceptible, et allant de dehors en dedans. En même temps la fausse membrane devient plus mince et plus transparente ; çà et là on peut apercevoir, à travers, un bourgeon ; finalement les granulations la traversent et elle disparaît. Dans d'autres cas, il se produit un ramollissement mucilagineux de la fausse membrane, sa couche superficielle s'écoule, les profondes adhèrent encore à la plaie. En lavant celle-ci, les parties ramollies sont enlevées, et ce qui reste adhérent, a un aspect pelucheux dû à de petits fragments de tissu cellulaire, à des capillaires sanguins, oblitérés, qui résistent plus longtemps à la destruction. Finalement ces parties tombent, et la plaie reprend un aspect normal, il ne reste qu'une excavation avec des bourgeons charnus.

Dans les deux formes que je viens de décrire, formes toutes superficielles, l'élimination des parties malades se fait par une destruction moléculaire, une mortification des tissus. Dans d'autres cas, la couche infiltrée, mortifiée, est éliminée en totalité ou en fragments volumineux, ici la plaie s'absterge d'un seul coup, pour ainsi dire, par une suppuration démarcante. Sur cette plaie, ainsi nettoyée, le mal peut récidiver. Ordinairement on obtient cette chute en totalité par l'application du cautère actuel, qui transforme toutes les couches infiltrées en une eschare qui se détache au deuxième et troisième jour. Mais, pour atteindre ce but, il faut que la cautérisation ait détruit tous les tissus atteints, sinon le mal continue à se développer à l'abri de l'eschare.

Les terminaisons dont je viens de parler sont toutes favorables et rapides ; mais il en est d'autres dans lesquelles le processus peut s'étendre et gagner en profondeur. Toute la plaie se recouvre alors d'une couche grisâtre qui, prenant une certaine épaisseur, élève le niveau de la plaie. La couche infiltrée, malade, grisâtre, a une surface tantôt unie, tantôt mamelonnée, tantôt très-inégale ; elle forme une couenne. Quelquefois cet enduit est velu, filamenteux, friable quand les bourgeons charnus avaient été mous, flétris, pelucheux avant l'infection. La surface couenneuse de la plaie devient bientôt sale, crasseuse, s'il m'est permis d'employer ce terme, par suite d'une destruction superficielle ; elle prend une teinte noirâtre par les hémorrhagies qui s'y font ; en quelques endroits du fond mortifié de la plaie se détachent des lambeaux jaunâtres, en d'autres il se forme un dépôt caséeux.

Quand la destruction marche à la surface aussi rapidement que l'infiltration sur les parties profondes, la plaie se creuse de plus en plus et devient cratériforme. Les tissus n'étant pas détruits avec la même facilité, le fond de la plaie devient inégal. Les bords sont, comme je l'ai déjà dit, rouges, enflammés, élevés et infiltrés ; cette turgescence contribue à donner à la plaie cet aspect cratériforme ; puis les bords se couvrent d'une couche grisatre, par destruction de celle-ci la plaie s'étend peu à peu dans toutes les directions. Quelquefois les bords paraissent comme rongés, sont décollés, car la destruction marche habituellement plus vite dans le tissu cellulaire sous-cutané que sur la peau elle-même. Il se forme souvent sur la face cutanée de la zône inflammatoire des phlyctènes qui crèvent, le chorion, mis à nu, se recouvre à son tour d'un enduit grisâtre et est détruit ; d'autres fois il se gangrène.

Un phlegmon, partant de la plaie, peut se développer dans une grande étendue ; quand, par exemple, une plaie siége à la cuisse, l'infiltration se fait non-seulement dans celle-ci, mais encore dans la jambe et le pied. En incisant un membre, ainsi œdématié, dans le voisinage de la plaie, il ne sort ni pus, ni sérosité, un peu de sang seulement. Le tissu cellulaire sous-cutané est lardacé. Quand, dans la plaie, les phénomènes s'amendent et que la sécrétion du pus se rétablit, il peut se former des abcès dans ces tissus infiltrés, et quelquefois à une grande distance de la plaie. Ces abcès se forment dans les parties profondes, soit par un simple obstacle à la sortie du pus, soit par des fusées infectieuses dans le tissu cellulaire interstitiel. Cette infiltration dans le tissu cellulaire dissocie les muscles en recouvrant leurs interstices d'un enduit grisâtre, longe les tendons, les isole, les mortifie ; atteint les bourses muqueuses, les capsules articulaires et les ouvre. Une fois dans la cavité articulaire, l'infiltration des principes infectieux attaque les parties molles, les détruit ainsi que les cartilages, le périoste disparaît et les os mis à nu se nécrosent. Sur la section d'un tibia, après une amputation, la pourriture forma une espèce de champignon de couleur grisâtre. Le malade étant mort, on fit une section longitudinale de l'os, et l'on vit que l'affection ne s'était que peu étendue dans le canal médullaire, quelques portions de la moelle avaient subi une fonte évidente, l'os était hyperémié.

L'érysipèle est une des complications les plus fréquentes de cette forme de pourriture d'hôpital. Sur 80 malades observés, 33 en eurent, donc près de la moitié ; dans 18 de ces cas, l'érysipèle suivit l'apparition de la pourriture ; dans 9 cas il précéda celle-ci ; dans les 6 derniers enfin, les deux maladies débutèrent ensemble. Plusieurs fois l'érysipèle a récidivé avec la pourriture. Ordinairement il a pris naissance au pourtour de la plaie et s'est étendu de là ; mais, d'autres fois, il est né loin de la plaie, a évolué isolément ou bien est allé rejoindre celle-ci et s'y terminer. Quand l'érysipèle a suivi la pourriture, cela est arrivé ordinairement au deuxième, troisième ou quatrième jour après la première apparition d'une fausse membrane. Dans deux cas seulement au neuvième jour, dans un au seizième, dans un autre enfin à la sixième semaine seulement.

Les érysipèles ont eu, tantôt un caractère malin, infectieux, tantôt ils sont restés bénins ; enfin, ils sont restés localisés au voisinage de la plaie, ou bien ils se sont étendus plus ou moins loin.

L'inflammation des ganglions lymphatiques est beaucoup plus rare.

Il faut signaler encore l'extension de la pourriture d'une plaie à une muqueuse voisine. Sur 7 cas qui ont été observés 4 fois, la muqueuse vaginale fut atteinte ; 2 fois sur 4, après l'amputation du col utérin; 1 fois après une opération sur le canal de l'urèthre; 1 fois après l'opération d'une fistule vésico-vaginale; dans 2 autres cas, ce fut la muqueuse buccale pharyngienne après une opération sur la joue, une ablation des amygdales, qui fut atteinte; enfin, dans la septième et dernière observation, la pourriture débute par la plaie d'une résection tibio-tarsienne pour gagner le vagin.

Je décrirai les phénomènes généraux, de cette forme ordinairement bénigne, après la description des altérations locales des deux formes suivantes, ces phénomènes étant les mêmes pour les trois formes.

2° *Gangrène nosocomiale pulpeuse.*

Le mode d'évolution dont je vais parler n'est qu'un degré supérieur du précédent; le passage de l'un à l'autre se fait par une gradation lente; assez souvent brusquement, en fort peu de temps.

Quelquefois il semble que la gangrène pulpeuse se développe subitement d'un jour à l'autre sur une plaie jusque-là saine.

Dans ce cas, le processus débute ordinairement par une suffusion sanguine dans les parties molles. Les bourgeons sont gonflés et imbibés de sang. Les tissus profonds en sont également infiltrés. On ne peut l'enlever par le lavage, il faudrait lacérer les tissus qui le contiennent. Cette hémorrhagie se fait par une multitude de petits vaisseaux et de capillaires dans le tissu même des granulations. La seule altération de la plaie qui précède cette hémorrhagie, est une hyperémie considérable des granulations qui saignent au plus léger attouchement. La plaie est en même temps d'une vive sensibilité.

Pirogoff croit que cette forme ne se montre que chez des

scorbutiques ; je ne crois pas qu'on puisse en faire une forme particulière ; cette évolution est plutôt le résultat d'une distension exagérée des capillaires des granulations, les parois de ceux-ci n'offrant qu'une résistance insuffisante, et cela se voit surtout chez des individus faibles. Le sang épanché dans les bourgeons se coagule et la plaie est alors recouverte d'une pulpe d'un brun rouge, au lieu d'un enduit d'un gris sale.

Les bourgeons contenus dans cette masse pulpeuse se mortifient et sous l'influence de la décomposition rapide du sang épanché, apparaît la putréfaction. La surface de la plaie imbibée de sang se gonfle par le développement de gaz, un ichor sanguinolent s'écoule mélangé à des fragments de tissus grangrénés ; elle se transforme en une bouillie noirâtre. Cette fonte peut être tellement rapide dans les plaies des muscles, atteintes de cette forme de pourriture, que dans l'espace d'un ou de deux jours la plus épaisse couche musculaire peut être détruite jusqu'à l'os ; en même temps les parties molles sont imbibées de sérosité ichoreuse jusqu'à une grande distance de la plaie. Cette forme répond entièrement à la troisième forme de Delpech, il ne la considérait que comme une variété de la forme pulpeuse. Il a vu dans cette forme des dégâts considérables, dans un cas un pied, dans un autre une main, furent en très-peu de temps privés de leurs parties molles.

En parlant de pulpe et de pourriture d'hôpital pulpeuse, Delpech ne considérait pas l'hémorrhagie comme son premier phénomène. Il parlait des cas dans lesquels une infiltration profonde provoque une mortification rapide des parties molles avec développement de putréfaction et destruction gangréneuse. Mais ces cas ont au début l'évolution lente et progressive la fo de rme décrite en tout premier lieu, dont ils ne sont qu'un degré plus élevé ; par le développement progressif de la maladie, ils s'en distinguent par l'apparition d'un phénomène nouveau, la putréfaction. Quelques auteurs parlent déjà de forme pulpeuse quand la fausse membrane a atteint une certaine épaisseur, et qu'à sa surface s'est formé un ramollissement caséeux, pendant que les bords durs, enflammés, déjetés, commencent à être détruits. D'autres auteurs ne parlent de forme pulpeuse que lorsque les couches nécrosées commencent à se gonfler par l'imbibition de gaz de putréfaction et de sérosité ichoreuse. La plaie ressemble alors à un cratère rempli d'une cendre humide, duquel l'infiltration ichoreuse s'étend dans toutes les directions en suivant le tissu cellulaire sous-cutané et interstitiel. Cette dernière interprétation me paraît meilleure, parce qu'un phénomène bien net marque la séparation entre les deux formes. La décomposition putride transforme la couenne en bouillie, l'imprégne de gaz. Une sérosité ichoreuse s'écoule en abondance de la plaie. Les parties molles détruites par la gangrène s'affaissent et recouvrent le fond de la plaie de détritus gris ou noirâtres à moitié décomposés. Mais l'infiltration de produits septiques traverse ordinairement la zone inflammatoire qui entoure la plaie en suivant le tissu cellulaire, et occasionne des ravages plus ou moins étendus; la peau est décollée, amincie, détruite partiellement ou gangrenée par grands lambeaux, dans la plaie les aponévroses sont détruites, les muscles mis à nu et comme disséqués avec le scalpel, puis ces muscles eux-mêmes disparaissent. Les faisceaux musculaires se décolorent, se gonflent imprégnés d'ichor et de gaz, s'infiltrent de sang par la destruction de leurs vaisseaux et s'affaissent finalement en une masse molle, flasque, grisâtre. Entre les muscles on voit des tendons éraillés; les nerfs et les vaisseaux dépouillés de leur enveloppe celluleuse traversent comme des cordes les matières molles en putréfaction. Enfin, il arrive qu'un vaisseau d'un gros calibre étant corrodé, traversé, une hémorrhagie mortelle termine le drame.

Marmy cite un cas de perforation de l'artère sous-clavière ; Delpech et Pirogoff, de l'axillaire ; Hennen, de l'humérale ; Pitha, de la radiale ; Pirogoff, de la fémorale ; Fischer et Pitha, des artères du genou ; Marmy, de la tibiale antérieure.

Dans les degrés les plus élevés de la pourriture pulpeuse, les masses musculaires étant détruites, les os sont mis à nu ; ils se nécrosent en partie ou en totalité, des portions entières de membres peuvent être détachées. Enfin les troubles de la circulation par infiltration ichoreuse peuvent devenir tels, qu'il se produit un sphacèle de tout un membre. Ces cas graves sont aujourd'hui heureusement très-rares ; par une intervention énergique, on arrive à modifier et à arrêter la marche envahissante de l'affection. Ce n'est pas que nous soyons entièrement maîtres d'empêcher le développement de la forme pulpeuse, mais nous pouvons empêcher du moins, cette infiltration septique, rapide, presque foudroyante. On trouve dans les observations des guerres de Crimée et d'Italie des cas assez nombreux de pourriture d'hôpital à forme pulpeuse grave ; mais dans les dernières guerres de 1864, 1866, 1870 et 1871, ces cas ont été plus rares.

3° *Destruction ulcéreuse des plaies.*

Pitha appelle avec raison cette forme de phagédénisme du nom de superficiel, car la plaie n'y est détruite qu'en couches minces et les petits foyers ulcéreux, qui constituent cette forme, s'étendent beaucoup plus en surface qu'en profondeur. Cette forme est plus rare que les deux autres. Sur une plaie très-bourgeonnante on voit un matin, après des symptômes d'excitation locale, la couche des granulations parsemée de points d'un rouge foncé ou gris clair. Il est à remarquer que jamais cette forme ulcéreuse n'a été observée que sur des plaies bourgeonnantes. Ces points sont un peu surélevés sur le fond rosé de la plaie qui paraît comme éclaboussée. Quelquefois de nombreuses goutelettes de sang suintent à la surface des granulations. Bientôt, à la place de ces ecchymoses, apparaissent au sommet des granulations des petites pertes de substance, arrondies, à bords tranchés. Les petits infarctus miliaires qui se font dans les granulations, se fondent et font place à des petites fossettes rondes dont le fond est gris. Ces pertes de substance et ces fossettes se réunissent et forment des ulcères irréguliers, superficiels, à fond gris. La sécrétion du pus s'arrête presque complétement. La forme arrondie de ces petits ulcères a été invoquée comme preuve de leur origine parasitaire, je crois que leur origine dans la fonte des infarctus du centre des granulations a plus de raison d'être. Il est certain que cette destruction ulcéreuse, rapide, s'accompagne du développement de masses considérables de monades, plus vite et en plus grand nombre que dans les autres formes. Ces excavations plates de la surface de la plaie, dans lesquelles les bourgeons paraissent comme rongés et sont encore à peine perceptibles, grandissent à vue d'œil par ulcération progressive et forment des dessins tout particuliers sur la plaie. Peu à peu toute l'étendue de celle-ci est transformée en une surface ulcérée, plate, grisâtre, dont on peut enlever par le râclage une bouillie fine, grise. Au-dessous est le fond soit lisse, soit velouté ou pelucheux. Quand les bords de la plaie sont atteints, il s'y fait d'abord des pertes de substance semi-circulaires, entourées d'un bord grisâtre avec un liséré rouge. Ces petits golfes se réunissent et finament les bords de la plaie sont détruits partiellement ou en entier. La zone inflammatoire de la peau environnante est plus étroite, moins élevée, moins rouge que dans la forme pulpeuse; mais elle ne protége pas les tissus contre l'envahissement progressif des couches voisines, elle prépare tout au contraire leur destruction; sur la plaie, l'ulcération s'avance couche par couche. L'infiltration et l'ulcération se suivent rapidement et peu à peu la perte de substance gagne aussi une certaine profondeur.

A chaque moment de cette évolution le tableau peut changer quand, dans un point quelconque, l'infiltration a précédé de beaucoup l'ulcération, le fond de l'ulcère se recouvre d'un enduit gris plus épais et il y a alors coexistence de la première forme décrite, ou même celle-ci peut seule exister, l'ulcération s'arrêtant complètement. Ou bien les parties profondes de la plaie se putréfient, se transforment en une masse pulpeuse et il se produit, soit une combinaison des formes ulcéreuse et pulpeuse, ou bien celle-ci prend entièrement la place de l'autre.

Je crois avoir remarqué que la composition du terrain, sur lequel se développe la pourriture a une certaine influence sur la forme que prendra celle-ci : une fois ce terrain détruit, la pourriture rencontrant d'autres éléments changera de forme. Ainsi, j'ai cru voir que la forme ulcéreuse se développe de préférence sur des tissus fibreux, surtout sur ceux qui reposent immédiatement sur un os, ou qui forment les parois de cavités naturelles, et surtout sur les cicatrices récentes.

Dans les observations de Marmy, aucune ne se rapporte à cette forme de pourriture. Les observations de forme ulcérante couenneuse se rapportent à la première forme décrite ici; celles de la forme ulcérante gangréneuse à la forme pulpeuse, quand ce processus conserve son caractère pathognomonique jusqu'à la fin, qu'il ne se complique ni de putréfaction, ni d'inflammations septiques, il n'y a que deux terminaisons possibles. Ou bien la destruction s'arrête, le fond de l'ulcère se nettoie, la suppuration se rétablit épaisse et abondante, en même temps apparaissent de petits bourgeons rouges qui, peu à peu, comblent toutes les inégalités de la plaie, ou bien ce fond de l'ulcère se dessèche, se crevasse, la sécrétion du pus déjà diminuée, s'arrête complètement, et la surface de l'ulcère pâle ou jaunâtre, luisante, prend une consistance coriace, dure (gang. nosoc. granitée et parcheminée de Fodéré et Touraine). Cet état atonique se développe ordinairement sous l'influence d'une pyémie commençante. Comme je l'ai fait voir, je ne considère pas ces trois formes comme séparées et évoluant chacune isolément, mais comme des modes de développement différents d'une seule et même maladie.

Les éléments anatomiques de cette maladie sont, j'y reviendrai avec détails, l'infiltration, la mortification, l'ulcération, l'infection par produits septiques.

L'infiltration, ou plutôt l'engorgement, est le fond commun, primitif, duquel part tantôt la mortification, tantôt la fonte moléculaire comme caractère prédominant. Des mélanges, des transitions de l'une à l'autre sont plus fréquents que l'évolution entière d'un type pur et unique.

La réaction de l'organisme, les complications, les terminaisons sont ordinairement les mêmes dans les trois cas, je réunis donc, dans ce qui va suivre, la description commune de ces symptômes. Avec Delpech, je dirai qu'aucune espèce de plaie et d'ulcère, même la plus légère solution de continuité, aucun âge, aucun sexe et aucune constitution ne sont à l'abri de cette maladie. Une piqûre d'épingle, une écorchure, une petite ulcération, suite de brûlure peuvent être atteintes.

On croit cependant avoir remarqué que l'eschare résultant de la contusion des bords d'une plaie (par ex.) protège assez efficacement les tissus sous-jacents.

Delpech, MM. Pitha, Boussuge, Fischer croient que la pourriture peut se développer sur une peau saine ou dépouillée de son épiderme. M. Heine ne le croit, pas, il va même plus loin et pose en fait que non-seulement l'épiderme empêche l'infection, mais encore une nappe de bourgeons charnus, fermes, serrés, joue le même rôle sinon d'une manière infaillible, du moins souvent efficace. La plus petite éraillure produite dans la couche granuleuse, ouvre la porte à l'infection. L'expérience a démontré dans les épidémies que les plaies irritées mécaniquement ou chimiquement, lésées pendant le pansement, rendues saignantes, sont surtout la proie de la pourriture d'hôpital. Les plaies anfractueuses, par instruments piquants, les brûlures sont plus facilement atteintes que les plaies par instruments tranchants.

Les ulcères spécifiques n'ont pas échappé à l'infection. D'après M. Pitha, cependant, l'ulcère cancéreux est moins facilement entamé que les autres. La structure épithéliale des néoformations cancéreuses paraît donner à celles-ci une certaine immunité, et comme preuves, on peut citer l'insuccès des essais d'inoculation de la pourriture pour la destruction de carcinomes; et l'observation de M. Pitha, qui vit une tumeur cancéreuse, entourée et délimitée par une pourriture à forme ulcéreuse, n'être pas entamée et au contraire éliminée d'une seule pièce.

A l'infection ne succède pas immédiatement les désordres locaux dans la plaie. Il y a, comme dans les autres maladies infectieuses, une période d'incubation et des phénomènes prodromiques.

Incubation. — La durée de l'incubation est impossible à préciser d'une façon certaine, car il n'est pas possible le plus souvent de savoir le jour et l'heure où l'infection a eu lieu; de plus, les premières altérations de la plaie passent souvent inaperçues.

Dans deux observations circonstanciées que j'ai sous la main, la période d'incubation a été assez longue.

L'une est celle d'une jeune fille qui vint à la consultation le 29 octobre 1871, pour se faire extraire un fragment d'aiguille, qui s'était enfoncée dans le mollet. L'aiguille avait cheminé dans les tissus et l'on fut obligé de faire une petite incision d'un centimètre à peine. Puis, avec une pince on retira très-facilement l'aiguille. Toute l'opération ne dura pas plus d'une minute. La pince fut plongée dans la petite plaie pendant quelques secondes à peine. Il est à noter que cet instrument avait servi trois jours auparavant à panser une plaie atteinte de pourriture d'hôpital; mais il avait été lavé après très-soigneusement avec de l'eau alcoolisée.

Le jeudi 9 novembre, la jeune fille revint à la consultation, sa jambe était un peu empâtée. Au niveau de la petite plaie était une ulcération arrondie de la grandeur d'une pièce de 50 centimes, couverte d'une pulpe grisâtre fort adhérente. Depuis quatre jours la malade éprouvait des cuissons et de la brûlure à ce niveau. Le pourtour de la plaie était entouré d'une aréole très-large, rouge, indurée, rénitente, d'assez mauvaise apparence, comme au début d'un phlegmon. Pas de signes généraux. La malade rapporta que cinq à six jours seulement après l'incision, il s'était fait un suintement séro-sanglant et la petite plaie s'était rouverte. L'ulcération n'avait paru que depuis lors. Dans cette observation il y aurait donc presque huit jours d'incubation. La seconde observation est celle d'un soldat du 33ᵉ de ligne, blessé à Sedan, par une balle qui lui fît une plaie non pénétrante de poitrine avec fracture de côte. Il fut évacué de Sedan sur l'hôpital de Givet. Au bout de quinze jours, il se forma un abcès autour de sa fracture. Débridement, extraction d'esquilles, cataplasmes. A partir du 10 octobre, pansement avec eau alcoolisée. Le 25, le blessé fut évacué sur l'hôpital d'Avesnes, où l'on constata l'état suivant :

Plaie à deux orifices : l'un médian au voisinage du

sternum, non encore refermé à cause de la lésion des cartilages costaux que l'on aperçoit au fond de la plaie, l'autre
plus externe, à gauche, presque cicatrisé, ne laissant plus
qu'une petite fistule. Pendant quatre ou cinq jours, état
assez satisfaisant, bien que le blessé se plaigne de souffrir
de sa plaie plus que d'habitude, pas de rougeur et de
gonflement. On ne pense pas à la pourriture d'hôpital,
dont il n'y a eu aucun cas jusque-là à l'arsenal d'Avesnes.

Cependant, en remontant aux antécédents, on apprend
que dix à douze jours avant un grand nombre de cas de
pourriture d'hôpital, s'étaient déclarés à l'ambulance de
Givet. Dès le 28 octobre, il fut impossible de méconnaître
la complication... Ici, comme on le voit, la période d'incubation a une durée d'au moins huit jours. Cette observation, qu'à mon regret, je ne puis citer en entier, est
encore curieuse au point de vue des désordres causés par
la pourriture. Le péricarde fut mis à nu, on voyait au
fond de la plaie très-nettement les battements cardiaques.
Le malade guérit. Après une opération faite dans un milieu infecté de pourriture, M. Heine a remarqué qu'il a
fallu quarante-huit heures au maximum, pour que la plaie
se recouvre d'une fausse-membrane; mais il faut remarquer qu'ici la plaie est toute récente, il est probable
qu'une couche de bourgeons charnus aurait opposé une
résistance plus longue. Du reste, l'état antérieur de la
plaie, la virulence plus ou moins grande du principe
infectieux ont certainement une influence sur la durée de
l'incubation; il est évident en effet, que la sérosité sanguinolente d'une plaie atteinte de pourriture et l'ichor gangréneux de celle-ci ont une action différente; de même
qu'une plaie irritée, hyperémiée, sera attaquée plus vite
qu'une plaie saine, intacte. Je fixerai la moyenne de la
durée de l'incubation à trois ou quatre jours.

Phénomènes prodromiques. — Comme phénomènes prodromiques, je décrirai les symptômes subjectifs et objectifs, que l'on remarque avant l'apparition d'une fausse membrane, d'une suffusion hémorrhagique, et surtout avant l'apparition des infarctus miliaires et de leur transformation en petits ulcères. Le premier de ces symptômes est une augmentation de la sensibilité de la plaie, exagération que l'aspect de la plaie n'explique pas, mais que dans une épidémie il faut toujours prendre en forte considération.

Cette augmentation de la sensibilité débute ordinairement pendant la nuit (Marmy a fait la même remarque), le malade a mal dormi, a été agité et à la visite du matin on le trouve en proie à une vive excitation. Le pansement ne calme pas la douleur, comme d'habitude, mais au contraire l'augmente. La douleur s'accroît jusqu'au soir et surtout pendant la nuit, le lendemain paraissent sur la plaie les premières altérations qui expliquent cette sensibilité exagérée. Aussi longtemps que la pourriture fait des progrès en surface et en profondeur et surtout que s'étend l'inflammation phlegmoneuse des bords de la plaie, la douleur croît en intensité et atteint finalement un degré supérieur à celui de toutes les autres maladies des plaies, à l'exception du tétanos. Les malades tremblent en voyant arriver le moment du pansement et poussent des cris affreux à la moindre tentative, si délicate qu'elle soit, faite pour absterger un peu la plaie; quelques-uns même ont des convulsions. La douleur siége dans la plaie même et dans son voisinage immédiat et ne s'étend pas le long des gros troncs nerveux. Pour expliquer la formation de cette douleur, M. Pitha croit que l'exsudat corrosif traverse et imbibe rapidement la substance nerveuse, ou du moins détruit le névrilème et attaque les fibres nerveuses mises à nu. Mais ce qui infirme cette opinion, c'est le fait qu'au moment où la sécrétion a ses caractères les plus pernicieux et que la décomposition gangréneuse est à son maximum, la douleur a considérablement diminué. On peut expliquer cette douleur par une action mécanique. La stase sanguine dans les capillaires, l'accumulation de corpuscules du pus dans les granulations et la roideur de la partie superficielle de la plaie augmentent la pression dans les tissus à un tel point, que les filets nerveux subissent une compression; phénomènes analogues à ceux qui rendent si douloureux une périostite aiguë ou un phlegmon sous-aponévrotique. Plus l'infiltration de la plaie est superficielle, plus elle respecte les bords de la plaie, moins l'éréthisme sera prononcé; plus le fond de la plaie est turgescent, plus ses bords sont durs, déjetés, enflammés, plus la douleur est violente. Demme ainsi que Pirogoff ont fait remarquer que la douleur cesse, ou du moins diminue dès que paraît la putréfaction; mais elle reparaît souvent par intervalles avec le caractère de névralgie d'une grande intensité.

A côté de la douleur, il faut ranger encore l'altération d'humeur du malade, qui devient ordinairement impatienté, agité, perd l'appétit et le sommeil. Par suite de l'infection septique, cette surexcitation se change peu à peu en apathie et finalement en de la somnolence et de la torpeur.

L'apparition de la fièvre a été décrite par quelques auteurs comme datant du moment de la réception du poison et par conséquent, elle ferait partie des symptômes prodromiques. On ne peut nier que quelques malades ont de la fièvre avant l'apparition des altérations de la plaie, mais cette fièvre est indépendante des manifestations de la pourriture. Il est, en effet, difficile de dire si les phénomènes locaux prodromiques tels que l'hyperémie, la prolifération des granulations, leur tendance à saigner, leur gonflement ou leur mollesse, leur pâleur doivent être mis au nombre des phénomènes prodromiques, ou s'il ne faut pas les considérer comme des états accidentels sur lesquels l'infection s'est greffée, favorisée par cet état. Je reviendrai sur ce fait que la pourriture est, avant tout, essentiellement locale et que l'apparition de la fièvre est postérieure à celle des altérations de la plaie.

Il n'y a pas, pour la pourriture d'hôpital, de fièvre typique commençant avec les premières altérations de la plaie et durant jusqu'à la guérison. Il existe un grand nombre d'observations d'infiltration superficielle avec mortification ou fonte ichoreuse de la fausse membrane, dans lesquelles aucune fièvre n'a été notée. Cela arrive surtout quand la pourriture n'attaque que quelques points de la plaie, sans toucher aux bords. Dans la forme ulcéreuse, la fièvre ne manque presque jamais et arrive de bonne heure.

Il reste à faire des recherches sur les causes productrices de la fièvre. Quelquefois, elle est due à la violente inflammation des tissus mêmes de la plaie; une autre fois à la réaction inflammatoire du pourtour de la plaie, quelquefois à une rétention du pus ou à un phlegmon suppuré, ou enfin à une septicémie ou à une pyémie intercurrente. Des caustiques appliqués sur les parties malades et rien que sur celles-ci abaissent la température; tandis que les caustiques qui dépassent leur but et attaquent des parties saines provoquent un mouvement fébrile.

On voit combien les causes de production de la fièvre sont variées, il est donc impossible d'établir un tracé de fièvre qui réponde exclusivement à la pourriture d'hôpital. Un point est bien établi surtout depuis Delpech, c'est que la fièvre en dehors de toute complication, n'apparaît *qu'après* les altérations visibles de la plaie et débute rarement par un frisson. Elle ne survient ordinairement qu'après deux ou trois jours.

Je donne les deux tracés suivants dus, le premier à un

cas grave de pourriture à forme pulpeuse ; le second est une gangrène nosocomiale avec destruction pulpeuse des bourgeons.

J. A., blessure de la main par arme à feu le 1er février 1867. A son entrée au service le 12 janvier, la plaie était à peu près nettoyée ; le pourtour rouge enflammé. Pourriture le 13 janvier, première récidive le 1er février ; 2e récidive le 13 février.

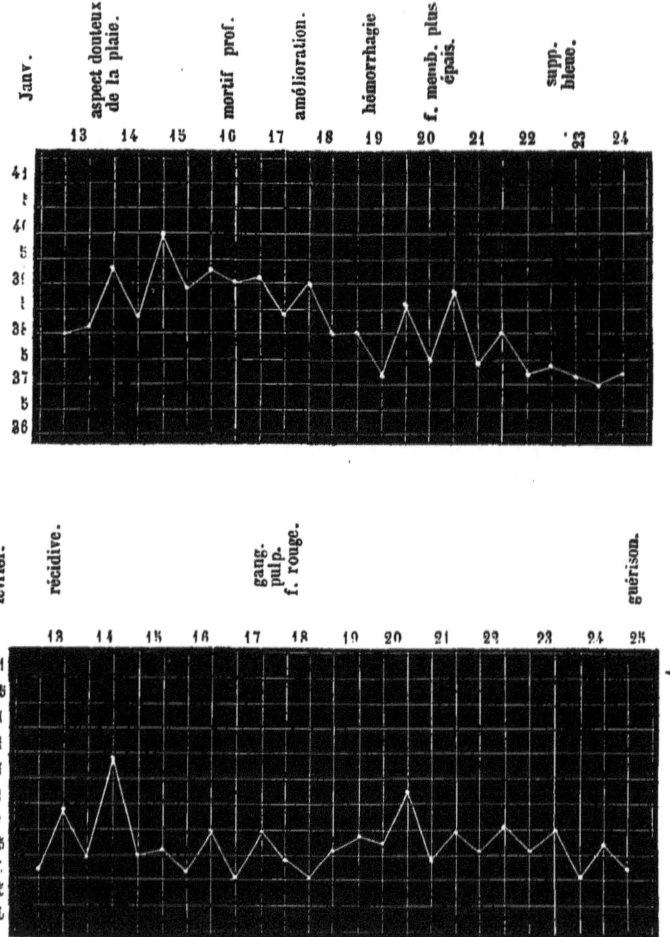

J. G., abcès des ganglions de l'aisselle ; gangrène pulpeuse, toute l'épaule est rouge, tuméfiée. Il entre avec la pourriture déjà confirmée.

La malade quitte le service malgré les progrès de sa gangrène et meurt chez lui.

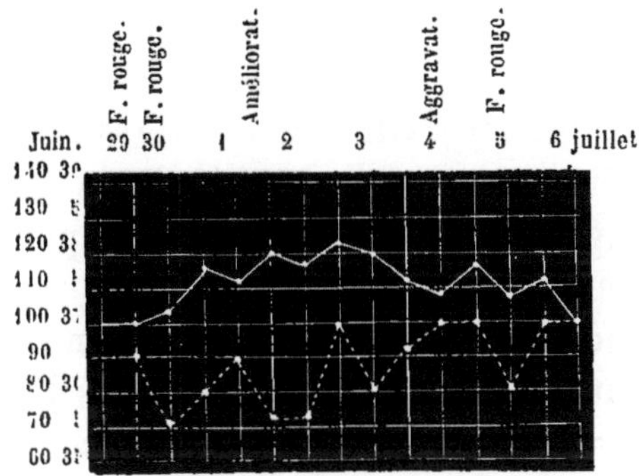

Cette dernière observation est instructive, car, elle montre que la fièvre peut rester très-modérée dans des cas graves, ce malade est mort de la pourriture et cependant la fièvre fut peu élevée.

Les malades, qui ont eu plusieurs récidives ou dont la pourriture a traîné en longueur, ont une température moins élevée dans les rechutes qu'au début. Il semblerait qu'avec le temps, il s'établisse une tolérance de l'économie pour les matières septiques absorbées.

Plusieurs auteurs disent que la fièvre de la pourriture d'hôpital a un caractère typhique. Je n'ai pu en observer aucun cas. La grande excitation des malades est provoquée par les douleurs poignantes qu'ils éprouvent, les privant du sommeil, leur donnant quelquefois un tremblement convulsif. Quand les douleurs sont minimes, l'excitabilité nerveuse manque, et jamais je n'ai observé au début de la prostration des forces et des symptômes typhiques. Au contraire, la fièvre du début a toujours eu un caractère franc, inflammatoire ; ce n'est qu'à la fin avec l'invasion de la septicémie que le caractère de la fièvre a changé.

En rapport plus ou moins intime avec la fièvre sont les phénomènes gastriques. Ils ne sont pas constants et selon la période à laquelle ils apparaissent, ils ont une signification différente. Le plus souvent, au début, l'appétit manque, il y a des nausées, des éructations, de la sensibilité de la région stomacale ; il y a quelquefois les symptômes d'une véritable inflammation gastro-intestinale avec vomissements, selles diarrhéiques et violentes douleurs gastriques; au début ces symptômes sont inflammatoires, plus tard ils sont presque toujours sous la dépendance de la septicémie.

Souvent encore apparaît une coloration ictérique de la peau et des muqueuses et presque toujours dès les premiers jours de la maladie. Cet ictère n'était pas précédé, ni accompagné de symptômes gastriques, on ne peut donc pas admettre un ictère catarrhal. M. Heine en fait un ictère hémaphéique.

Peut-on admettre comme propres à la pourriture d'hôpital les phénomènes nerveux que l'on observe, en admettant une action du poison sur les centres ? Je ne le crois pas. Les phénomènes typhiques doivent être attribués à la septicémie et à la pyémie.

Les complications locales de la pourriture sont : les hémorrhagies secondaires par érosion des vaisseaux, les névralgies partant de la plaie, la gangrène de portions plus ou moins étendues d'un membre par oblitération artérielle, l'inflammation de cavités articulaires après la destruction des parties molles qui les entourent.

Les complications générales les plus importantes sont la pyémie, le septicémie, le cachexie, rarement le tétanos. Les complications de beaucoup les plus fréquentes sont l'érysipèle, la septicémie et la pyémie. L'infection générale septique termine presque toutes les pourritures graves ; cependant, dans les cas même légers, on peut avec raison mentionner une fièvre septique légère. Dans un seul cas, du délire apparut deux jours après l'invasion d'une pourriture à forme pulpeuse, mais il fut de courte durée.

Ces complications, ces maladies intercurrentes sont ordinairement la cause de la mort. Sur 80 malades observés par M. Heine, 20 sont morts. Sur ces 20 décès, 15 furent en rapport plus ou moins direct avec la pourriture, ainsi 5 moururent de septicémie, 4 de septicémie mélangée de pyémie, 3 de pyémie, 2 de tuberculose, 1 de pneumonie caséeuse.

ANATOMIE PATHOLOGIQUE.

Ce point de la pourriture d'hôpital a été peu étudié encore, les auteurs ont toujours donné les caractères macroscopiques, mais les recherches histologiques sont peu nombreuses encore.

Demme a trouvé dans les tissus, au-dessous des fausses membranes et de la couche pulpeuse, une abondante formation de jeunes cellules et des noyaux, qu'il faisait dériver du tissu cellulaire existant ; cette prolifération exubérante, qui arrête complètement la nutrition des tissus profonds, est pour lui la caractéristique de la pourriture d'hôpital. Mais, d'après cet auteur, cette jeune couvée est destinée à être détruite, et, par sa décomposition, elle entraîne celle des tissus dans lesquels elle est née. La fausse membrane n'est pas analysée. La masse pulpeuse consiste en fibrilles du tissu cellulaire isolées et nécrosées.

Pirogoff ne voit rien de caractéristique dans cette prolifération avec évolution incomplète et destruction rapide, pour lui ce phénomène est commun à l'évolution de tous les produits incomplets, inférieurs. Les destructions causées par la pourriture sont dues à l'infiltration purulente aiguë des bords de la plaie.

M. Tribes a donné, dans sa thèse, le résultat de l'examen

d'une fausse membrane de la variété pulpeuse. Au milieu de la matière amorphe constituant le stroma de cette sorte d'exsudat, il a vu des filaments de fibrine en petit nombre, englobant des leucocytes dans leurs mailles et dans leur épaisseur. Ces leucocytes étaient granuleux ainsi que la matière amorphe, et leurs granulations d'un assez gros volume et noirâtres, ressemblaient à de petites molécules de charbon.

Enfin, dans le petit manuel du microscope de MM. Lereboullet et Duval, je trouve quelques mots sur la composition du produit de désagrégation moléculaire, et rien sur la composition de la fausse membrane. Cependant ces auteurs disent que la fausse membrane diphthérique se distingue de celle de la pourriture d'hôpital par ce fait que, dans la première, la fibrine n'existe pas (Wagner.) En étudiant les fausses membranes diphthéritiques, on observe des fibrilles grêles, minces, très-étroites, irrégulièrement entre croisées dans tous les sens, ou bien encore des amas linéaires de granulations fines ; mais si l'on traite ces fausses-membranes par une solution faible de carmin (Wagner), ou à l'aide de picro-carminate d'ammoniaque (Cornil et Ranvier), on constate que l'exsudat qui a donné naissance à la formation pseudo-membraneuse n'est point fibrineux, mais paraît riche en mucine. Tels sont les caractères qui distinguent les deux fausses membranes l'une de l'autre.

M. Heine a fait des recherches détaillées sur l'histologie de la pourriture, je vais en parler tout au long.

Si l'on examine à un grossissement de 3 à 400 fois l'enduit d'une plaie, on voit dans les couches supérieures et à la surface libre un stratum homogène, finement granuleux, dans lequel on ne trouve, outre les petites granulations, aucun autre élément figuré. Cette zone granuleuse présente des épaisseurs variables et à une période ultérieure on peut trouver, çà et là, à sa surface, des solutions de continuité

et des excavations qui dénotent un commencement de désagrégation.

En examinant ce stratum à un plus fort grossissement,
on y voit des corpuscules à contours accentués, réfractant
fortement la lumière, ronds ou légèrement ovales, de di-
mension à peu près toujours égale (approximativement
1/10 du volume d'un globule rouge du sang). A côté de ces
corpuscules, d'autres plus petits, plus pâles, à contours
effacés et irréguliers et disposés sans ordre aucun.

Les corpuscules à contours foncés sont tantôt disséminés
au milieu des petites granulations, tantôt réunis en grandes
masses, d'autres fois, ils forment des chapelets à ramifica-
tions multiples. A la surface d'une préparation fraîche, ou
en effilant de petits fragments de fausse membrane, on a
pu voir ces corpuscules, à contours nets, animés de vifs
mouvements vibratoires, qui le plus souvent disparaissaient
au bout d'un quart d'heure ou d'une demi-heure. Quelquefois de l'un des points de la paroi de ces petits corps s'est
élevé un appendice en forme de virgule, qui leur servait
alors de pied par lequel ils pouvaient se fixer au couvre-
objet. Au bout d'un temps variable, ils se détachaient et
reprenaient leur forme arrondie. Celle-ci est leur état
habituel; et la formation de l'appendice une grande exception.

Réunis en grandes masses, ces corpuscules ne se meuvent
pas, ils paraissent soudés par une substance amorphe; au
contraire, les chapelets qui se détachent d'un point quelconque sont souvent animés de mouvements vifs analogues
à ceux d'un serpent.

Les petits grains, pâles, fins, irréguliers et en couche
épaisse n'ont jamais présenté de mouvements actifs, même
isolés; sous l'influence d'une solution concentrée de potasse
ils se dissolvent presqu'en entier. Ces granulations ne peuvent
donc pas être considérées comme des organismes infé-

rieurs, soit végétaux, soit animaux, mais plutôt comme la coagulation de liquides muqueux ou albumineux intercellulaires ; ou comme des molécules organiques devenues libres par la désagrégation d'éléments cellulaires granuleux.

Les corpuscules, à contours foncés, qui ressortent fortement sur le fond pâle des petites granulations ne sont autres que des bactéries isolées, arrondies (monades de Hoffmann), et dans leurs agglomérations en forme de pelote ou de chapelets que des colonies (Zoogloea de Kohn et de Klebs), et des chaînes de monades.

Si l'on effile soigneusement les couches finement granuleuses de la surface d'une plaie malade, ou, si on les traite par le pinceau, on voit, d'autant plus nettement que l'on s'éloigne plus de la surface, des fragments de globules du pus, englobés dans la substance granuleuse ; ils paraissent rongés tantôt partiellement, tantôt sur toute leur surface et en pleine désorganisation moléculaire. Dans les régions plus profondes, on trouve de grandes quantités de globules de pus qui ont d'autant mieux conservé leur forme qu'ils sont plus profondément situés. Une ou plusieurs monades ont pénétré dans un grand nombre de ces globules et de longs chapelets s'agitent au milieu de leur masse. On trouve en même temps dans ce stratum celluleux, un réseau à fibres fines et délicates, étroitement entrelacées là, où il n'y a pas de cellules ; sur ce tissu sont accrochées çà et là des monades de forme arrondie. Ailleurs, on voit des trainées de fibrine coagulée plus volumineuses s'étendant à travers les masses de globules de pus. En arrivant à la couche plasmatique formée dans les plaies en bon état par des cellules plasmatiques en forme de fuseau, rangées quelquefois sur plusieurs rangs et traversées par les canaux vasculaires richement anastomosés, on trouve des amas de jeunes cellules du tissu cellulaire imprégnés de cellules du pus à un ou plusieurs noyaux et finement granuleuses.

Ces globules de pus compriment en partie les nouveaux capillaires, les remplissent en partie, et arrêtent ainsi la circulation. Le sang se coagule et les vaisseaux des bourgeons charnus ne communiquent plus avec les capillaires profonds. Des hémorrhagies ont lieu soit en petits foyers circonscrits, soit sous forme d'infiltration diffuse de toute la plaie.

Quand la maladie commence à diminuer, la fausse membrane se transforme en une masse glaireuse, gonflée par un détritus moléculaire et contenant des monades immobiles.

Tous les éléments mortifiés s'éliminent, soit en bloc détachés par une suppuration de démarcation, soit par la diminution progressive du dépôt par une destruction moléculaire. — Quand, au contraire, la maladie fait des progrès, on voit, aussi longtemps que la circulation nutritive a lieu encore entre les tissus sains et les tissus malades, d'innombrables bactéries en forme de bâtonnets dans l'ichor fétide, que l'on enlève de la surface de la plaie. En outre, on y trouve encore des fragments de tissus mortifiés, un grand nombre de monades et l'on constate à ce moment l'apparition de la putréfaction.

Ces bactéries sont ou isolées, ou réunies deux à deux, ou en longs chapelets ramifiés et animés de mouvements extrêmement vifs. Jamais ces bactéries n'ont été vues dans les tissus jouissant de toute leur activité nutritive; dès que la putréfaction s'arrête, leurs mouvements diminuent, s'éteignent, elles sont mortes. Cependant, elles paraissent avoir une grande résistance vitale, car, elles ont pu vivre quelque temps dans une dissolution faible d'acide chromique dans laquelle étaient les pièces pathologiques.

On n'a pas trouvé de forme de bactérie spéciale à la

pourriture d'hôpital, on n'a vu que les bactéries de la putréfaction ordinaire.

Les tissus, sur lesquels la plaie repose, sont infiltrés d'une grande quantité de globules de pus à une distance de plusieurs centimètres des parties malades. A environ 3 centimètres et au-delà les couches de tissu cellulaire et les vaisseaux lymphatiques, sont seuls encore infiltrés de globules de pus. Cette infiltration est la cause de la dureté uniforme des tissus environnant la plaie. Les muscles, dans les parties encore peu altérées, sont granuleux, en décomposition partielle, traversés en maints endroits par des chapelets de monades. Les tendons, les vaisseaux et les nerfs sont englobés dans un tissu cellulaire infiltré de globules de pus, et beaucoup de vaisseaux d'un calibre plus fort contiennent une grande quantité de globules blancs.

Sur des sections transversales des tendons et des nerfs, on voit distinctement que les faisceaux des premiers et les fibres des seconds sont dissociés par l'immigration des globules de pus. Ceux-ci étant englobés dans des tissus encore parfaitement nourris se segmentent, le nombre de leurs noyaux augmente; cette vitalité fait contraste avec la décomposition granuleuse des cellules de pus de la surface.

Il est, en général, plus facile de se rendre compte de la nature des lésions sur les limites du mal que sur la plaie même. C'est à cette limite que l'on voit, le plus nettement, l'apparition des globules de pus de dedans en dehors; l'invasion, par bandes, des monades, avant-garde des masses considérables répandues sur la surface et allant de dehors en dedans; les coagulations fibrineuses, à fibrilles très-fines, s'insinuant à travers les interstices des tissus, subissant une dégénérescence d'autant plus prononcée qu'elles se rapprochent plus du centre des lésions où finalement elles se fondent en un détritus granuleux.

Dans ce qui précède, j'ai donc montré :

1° *La présence de quantités énormes de monades.*—Huter leur attribue la formation de l'inflammation gangréneuse par genèse du principe infectieux ;

2° *Des coagulations des liquides intercellulaires des tissus et de la lymphe.* — Thiersch considère ce phénomène comme capital, il y voit la cause de la mortification, et de l'élimination par le pus des parties atteintes ;

3° *Une énorme accumulation de globules de pus dans la plaie et dans les tissus l'entourant.* — Demme considère cette production comme le fait d'une abondante prolifération des cellules du tissu conjonctif des couches superficielle et profonde de la plaie ;

4° *La destruction, la décomposition des éléments des tissus et du liquide intercellulaire coagulé,* en même temps *l'apparition de la putréfaction.*

On a attribué les modifications amenées dans une plaie atteinte de gangrène nosocomiale aux monades, c'est peutêtre à tort. La secrétion de douze plaies de causes très-diverses a été examinée ; dans aucune, même dans celles qui présentaient le pus le plus louable, les monades n'ont manqué. Il y avait certainement des degrés dans la quantité de ces corpuscules, mais il y en avait dans toutes ; il est bien évident qu'aucune de ces plaies n'était affectée de pourriture d'hôpital. Si la présence de ces petits organismes devait déterminer l'apparition de cette maladie, combien plus serait-elle fréquente. Il est plus juste de croire qu'ils n'ont aucune action spécifique, et qu'ils ne se développent en très grande quantité, que là où ils trouvent un terrain propice à leur existence. Les monades pénètrent isolément dans les cellules des granulations et des tissus, les détruisent directement soit par action mécanique, soit par décomposition, et assimilation de leur protoplasma. Mais ce fait, à supposer qu'il soit vrai, n'explique pas les altérations anatomiques plus fines que l'on constate dans les tissus.

Des recherches ont été faites sur des animaux pour voir quel serait l'effet de liquides contenant des bactéries, injectés dans le tissu cellulaire sous-cutané, on appliqués sur des plaies. Ces recherches sont peu concluantes, les expérimentateurs ont obtenu des phlegmons diffus chez quelques-uns, mais c'est tout.

M. Heine imbiba de la charpie avec du liquide contenant des bactéries, et l'appliqua sur la plaie parfaitement saine et en bonne voie, d'une malade de sa clinique. Il n'obtint pas de résultat. Peut-être, en injectant dans les granulations, le liquide contenant des bactéries pour le mettre en contact direct avec les liquides plasmatiques et les capillaires, aurait-on plus de succès ; mais peut-on faire des expériences de ce genre sur des malades ?

M. Heine, avec Thiersch, considère la coagulation des liquides comme phénomène primitif, et caractéristique de la pourriture d'hôpital. Cette coagulation paraît être la suite inévitable de l'influence du principe infectieux. On ne peut pas dire que le contact direct d'une quantité quelconque de l'agent infectieux, avec les liquides des tissus produit la coagulation, on peut croire plutôt que par une irritation spécifique des parois des vaisseaux, il se fait dans les granulations une exsudation d'un plasma riche en substance fibrino-plastique, qui en contact avec la substance fibrinogène préexistante produit des coagulations fibrineuses étendues. L'extravasation d'une grande quantité de globules rouges joue, peut-être, un certain rôle dans le phénomène. Leur stroma étant détruit par le poison, l'hémoglobine est mise en liberté. Cette hémoglobine agirait par action fibrino-plastique sur les liquides, ou de moins favoriserait l'apparition de la coagulation dans ces liquides qui, dans ces circonstances, contiendraient les éléments générateurs de la fibrine (Naunyn. Arch. de Reichert et de Dubois, 1844. Ranke, Leipzig, 1871) (Schmidt. Centralblatt f. Med. W., 1871). Enfin, on peut supposer que le poison (peut-être les monades) s'attaque en première ligne au protoplasma des granulations, et par l'entremise de ces produits de décomposition, produit la coagulation des liquides intercellulaires.

M. Heine a pris des liquides animaux riches, soit en substances fibrino-plastiques, soit en substance fibrinogène, tels que salive (filtrée et non filtrée), sérum sanguin, liquide d'hydrocèle, sang gelé et degelé, et les a appliqués sur des plaies en bonne marche de bourgeonnement, soit avec de la charpie imbibée, soit par des scarifications avec une lancette plongée dans le liquide, soit par injection dans les granulations au moyen de la seringue de Pravaz.

Comme résultat, il a obtenu au bout de vingt-quatre et quarante-huit heures la formation d'un léger voile grisâtre sur les plaies, et en continuant ce mode de pansement, la formation d'un exsudat que disparaissait avec la suppression de la cause. Avec de l'hémoglobine dissoute dans du sérum, le même résultat a été obtenu.

D'après ces essais, on peut conclure que l'introduction dans le suc plasmatique des granulations d'un liquide plus ou moins riche en substances fibrino-plastiques, avec une destruction concomitante des globules rouges de sang, produit la coagulation des liquides intercellulaires de la plaie bourgeonnante avec l'aide de l'hémoglobine ou de l'albumine contenue dans les globules rouges. La présence de monades ou d'agents de putréfaction n'est pas nécessaire.

Cette coagulation n'est nullement spécifique. On voit souvent des coagulations bénignes être la suite d'irritations mécaniques ou chimiques, et qui s'éliminent avec une légère augmentation de la suppuration, dès que les causes agissantes sont éloignées.

Il se produit dans la pourriture d'hôpital un phénomène en plus ; on peut le supposer produit par un poison spécifique de nature inconnue, exerçant son action de couche en couche, et de tissu en tissu, produisant outre la coagulation des sucs des tissus et l'arrêt de la circulation, une décomposition spécifique rapide à caractère putride.

La coagulation devient elle-même la cause de nouvelles altérations pathologiques, surtout si dès le début elle est étendue, et d'une certaine épaisseur. La couche superficielle de la plaie figée, si je puis m'exprimer ainsi, par la coagulation empêche les globules de pus de cheminer vers l'extérieur. Cette surface ne laisse passer que la sérosité du pus ; les globules poussés par la force à tergo, s'accumulent en masses toujours plus considérables dans les parties profondes de la plaie et dans les tissus sous-jacents. L'observation clinique répond à l'observation micrographique : au début de la pourriture d'hôpital, ou bien la secrétion du pus s'arrête complètement, ou bien au lieu du pus, il ne s'écoule plus qu'une sérosité mince, aqueuse, quelquefois en quantité considérable. Au début, ce liquide n'est pas ichoreux, il est encore complètement inodore, et ne contient ni gouttelettes graisseuses, ni bulles de gaz, ni fragments de tissus putréfiés. Mais cet état ne dure pas longtemps. L'accumulation de cellules de pus a augmenté, et a fini par s'opposer à la circulation, aux échanges nutritifs, et alors survient la mortification des éléments. Quand par la suite aucune issue n'est offerte au pus, ses globules se frayent d'autres chemins et fusent dans les interstices celluleux dans toutes les directions. Il est probable que les monades servent aussi à diffuser le poison et qu'ils contribuent à établir la putréfaction. Tels sont les résultats des recherches micrographiques.

Dans les quarante observations qui m'ont été communiquées, je n'en trouve qu'une répondant exclusivement à la première forme que j'ai décrite.

K..., briquetier, 24 ans, s'enivre complètement le jour de la Tous-
saint 1871. Le soir, croyant regagner son logis, il entre dans la gare
du chemin de fer de l'Ouest .et se couche le long d'une plaque tour-
nante. Le lendemain, on l'apporte à l'hôpital mutilé par le choc
d'une locomotive, sans qu'il puisse expliquer comment l'accident a
eu lieu.

Il est dans une stupeur à peu près complète et sa pâleur prouve qu'il
a perdu beaucoup de sang. La main droite a reçu un choc qui a arra-
ché tout l'épiderme de la face palmaire et décollé une grande partie
de l'éminence thénar et du derme, en sorte qu'on voit à nu, dans le
creux de la main, l'arcade palmaire et les tendons fléchisseurs. Le dos
de la main présente une eschare noirâtre, convertie en croûte, ce qui
prouve que le choc avait trouvé la main reposant sur un plan dur. Il
n'y a point de fracture.

Le coude gauche est gravement compromis. Par une plaie assez
large, on peut introduire le doigt et sentir l'olécràne fracturé à sa
partie moyenne et fortement tiré en haut et en arrière. L'articulation
est donc largement ouverte; de plus, une hémorrhagie en nappe
assez considérable existe depuis la veille au soir. Les parties molles
sont saines en apparence, mais frappées de stupeur et peu sensibles
au toucher.

L'état général est assez bon : pas de fièvre, mais une torpeur complète. Le membre est placé sous l'irrigation continue avec de l'acide
phénique. Le tourniquet de J. L. Petit est appliqué sur l'artère humérale pour arrêter le sang.

Le soir, pas de réaction; mais la pression de la pelote est douloureuse. Le pouls s'est élevé depuis le matin (100), mais la température
est très-basse, 36,4.

3 novembre. On retire le tourniquet qui laisse une ecchymose assez
forte. Toujours affaissement considérable. 120 puls. et pouls petit.
Le coude offre une teinte violacée et marbrée de noir. En le pressant,
on entend la crépitation du gaz. Large incision, absolument indo-
lente, pour débrider la plaie. On passe un drain. Injections phéni-
quées. Punch. Le soir, un peu de gonflement du bras. Pas de réaction. 130 pulsations.

4. Un peu moins de prostration, mais la plaie devient manifeste-
ment livide et gangréneuse; toujours fièvre intense, 130 puls. Suppuration des points lacrymaux. Le soir, un peu de sueur, animation
et coloration des traits, appétit assez bon, peau bonne. Un peu de
gonflement du bras gauche. 124 puls.

Wolff.   4

Les jours suivants, l'état du coude empire, l'eschare gangréneuse s'étend et gagne en profondeur; toutes les parties molles, sur un espace de 15 centimètres, sont absolument mortifiées et répandent une odeur putride. La fièvre se maintient entre 110 et 120 puls., sans que l'état général empire, malgré l'absorption possible de sanie gangréneuse.

6. L'olécrâne se détache, les extrémités osseuses articulaires sont à nu sur plus de 7 centimètres de longueur; la main est d'une sensibilité obtuse; il devient impossible de conserver le membre.

8. L'amputation est pratiquée par la méthode à deux lambeaux interne et externe. Le pansement consécutif est fait sans suture, avec des bandelettes et de l'alcool pur. Le soir, le malade est tranquille, mange de bon appétit, sans mal de tête ni abattement. 100 puls., 38,5.

9. La plaie est un peu grisâtre, toutefois la nuit a été bonne, et l'état général se maintient. T. 38,6, 100 puls. On fait une injection phéniquée et on change le pansement superficiel en continuant l'alcool, le tout dans un bonnet de toile cirée. Soir, 39°, 110 puls.

10. Plaie couverte d'un exsudat grisâtre et épais; les lambeaux sont tuméfiés, mais pas douloureux; la suppuration n'est pas encore franchement établie; l'état général continue à être bon; on lave la plaie avec une solution de perchlorure de fer. Matin, 38,3, 106 puls. oir, 38,6, 110 puls.

11. Le moignon a très-mauvais aspect; il est noirâtre et boursouflé; au-dessous des eschares on trouve une couche grisâtre, diphthéritique, de 1 centimètre d'épaisseur. Toutefois, cet état tient en partie au pansement à l'acool et ne nuit en rien à l'état général, qui reste bon. Le soir, un peu de réaction : respiration haute, un peu de gonflement du bras; du reste, le moignon n'est pas douloureux. 39,3, 108 puls.

12. Le moignon reste toujours boursouflé et grisâtre, au milieu d'une sanie infecte. On le touche avec un pinceau imbibé de teinture d'iode pure; le malade ne le sent pas. Néanmoins, persistance de l'état général bon. 38,3, 102 puls. Sommeil très-paisible. Soir, 39,2, 100 puls.

13. Le moignon a toujours très-mauvaise apparence. On le touche avec de l'acide chlorhydrique pur sans provoquer de douleur. 38° 114 puls. Le malade, écorché au sacrum, a eu une mauvaise nuit. Matelas d'eau. Soir, 38,9, 108 puls.

14. La plaie est touchée avec du perchlorure de fer pur; on change le pansement sous le bonnet de toile cirée : on revient aux simples

compresses pour faire sécher le pansement. Les eschares du bras (pelote) se sont détachées. 114 puls., 38,2. Soir, 116 puls., 38,9.

15. La plaie du moignon a bien meilleur aspect; elle est sèche et brunâtre : au-dessous de cette couche se montrent des bourgeons charnus d'un rose vif; la couche grise a disparu. 38°, 100 puls. Soir, 38,6, 96 puls.

L'amélioration continue les jours suivants, la plaie se déterge. Le malade guérit après deux hémorrhagies qui nécessitent la ligature de l'axillaire.

Toutes les autres observations sont des cas de pourriture d'hôpital où la première forme est devenue soit ulcéreuse, soit pulpeuse, soit les deux à la fois. Dans les cas qui revêtirent la forme pulpeuse, je trouve deux observations où la pourriture fut compliquée de tétanos, complication assez rare. Je les donne toutes deux.

Le nommé R. B., charretier, tombe de voiture le 14 octobre 1871; la roue de sa voiture lui écrase le pouce de la main gauche. Plaie contuse de l'éminence thénar, forte contusion sans plaie au niveau du troisième métacarpien sur la face dorsale de la main.

16. Il entre à l'hôpital. Pansement avec de l'eau alcoolisée. La plaie reste tuméfiée et assez sèche, cependant aucun accident jusqu'au 22.

22. Légers frissons, douleurs vives et mordicantes dans la plaie. Le lendemain matin, les bords sont tuméfiés, renversés en dehors, œdème périphérique, rougeur de la région. Odeur fétide caractéristique de la plaie qui donne une suppuration sanieuse peu abondante.

23 au 25. Accroissement très-rapide de la plaie, qui se creuse et s'ulcère.

27. La plaie a 10 centimètres de diamètre, est inégale, anfractueuse, déchiquetée. Elle est recouverte d'une pulpe grisâtre : la surface de l'ulcération offre un boursouflement jaunâtre, sur fond bleuâtre avec des dépôts crémeux, pultacés, adhérents à des bourgeons charnus mollasses et œdématiés. Quelques points sont recouverts de masses noirâtres, analogues à la bourre et qui, au microscope, sont formées d'un entre-croisement de filaments d'algues. Sur d'autres points, la plaie est encore granuleuse, mais pâle et infiltrée.

Indépendamment dè cette couenne adhérente, des lambeaux mobiles recouvrent la plaie et se détachent facilement. Ils sont, les uns, noirâtres, formés de tissu cellulaire mortifié ; les autres, durs, crêmeux, se rompant à la moindre traction, sont des morceaux d'un gris verdâtre : sur leur face en contact avec l'air, ces portions se recouvrent d'une pellicule jaunâtre, comme celle de certains fromages. Au-dessous, on trouve les bourgeons charnus œdématiés, recouverts de la couche grisâtre tenace qui forme le dépôt caractéristique de la pourriture

Depuis le 25, la plaie dorsale de la main, qui se bornait à d'insignifiantes excoriations, s'est agrandie et a pris mauvaise allure : elle est violacée, comme fongueuse et sanguinolente, et s'étend sur une étendue de 5 centimètres carrés environ. Le lavage n'enlève pas le dépôt exsudé, qui est très-adhérent. Il n'y a pas d'œdème périphérique bien accusé, mais un peu d'empâtement.

Au milieu de tous ces désordres, les lymphatiques du bras et de l'avant-bras ne sont ni rouges ni douloureux. Pas d'adénite axillaire. A part l'inappétence, qui est très-prononcée, et quelques douleurs lancinantes dans la plaie, le malade est assez bien. Langue belle, peu de fièvre. 72 puls., 38°.

Les jours précédents, on avait touché la plaie avec de la teinture d'iode, sans la nettoyer auparavant.

27 au matin. On enlève avec des ciseaux tous les détritus gangréneux de la plaie, et l'on touche avec la teinture d'iode les bourgeons charnus sous-jacents. Douleurs très-vives quelques instants après le pansement et durant presque toute l'après-midi.

Le soir, accès de fièvre intense, frisson, sueurs, chaleur excessive (41°). 120 puls., pouls dur. On est assez effrayé en voyant que le soir le malade a du trismus très-prononcé des mâchoires. On craint le tétanos. Chloral 6 grammes en potion.

28. Trismus très-prononcé, bien que le malade ait été assoupi la nuit. L'œdème a augmenté au pourtour de la plaie : une infiltration séreuse distend le dos de la main ; la plaie palmaire reste à peu près stationnaire, mais la plaie dorsale s'est agrandie, surélevée, elle est couverte de pulpe sanieuse avec suintement hémorrhagique.

De plus, les doigts de la main, surtout les deuxième, troisième, quatrième, présentent une teinte asphyxique très-notable ; ils sont bleuâtres, exsangues et, sur leurs faces latérales, l'épiderme est soulevé par des bulles remplies de sérosité sanguinolente.

L'état local paraît très-mauvais. De plus, on voit, le long du bras et de l'avant-bras, des traînées rouges de lymphangite qui n'existaient pas la veille (ceci est la conséquence probable de l'irritation due à la cautérisation par l'iode, de même que l'œdème généralisé de la main). Le frisson de la veille n'était peut-être que la manifestation de la lymphangite.

Etat général moins mauvais, bien que le trismus continue. 39,3.

Même pansement, sans enlever les détritus pulpeux.

29. Même état local, accroissement de la plaie dorsale, phlyctènes très-grosses autour des doigts. Moins de trismus. La fièvre a de la tendance à tomber.

31. Moins d'odeur. La plaie est toujours étendue et œdémateuse. Œdème périphérique étendu, mais pâli, moins dur que les jours précédents : les doigts sont toujours asphyxiques. La plaie dorsale de la main s'est agrandie jusqu'aux phalanges : elle mesure 6 centimètres dans tous les sens. L'ulcération est recouverte d'une pulpe mollasse et tremblotante, concrétée en une croûte jaune foncée à la surface; elle se détache par gros morceaux aux moindres tractions.

La fièvre est tombée. 80 puls. La parole est lente, mais les mâchoires s'ouvrent bien; le trismus a disparu. Les symptômes de lymphangite n'ont pas de suite. L'inappétence reste toujours absolue, sans nausées ni vomissements. La plaie reste douloureuse.

Continuation de la teinture d'iode comme pansement; elle est toujours difficilement supportée.

L'élimination des eschares continue régulièrement. Dès le 4 novembre, la plaie est rose et commence à bourgeonner. Guérison vers le 20 novembre.

Le deuxième cas fut plus grave, il guérit du tétanos avec des doses énormes de chloral.

Grivot, 40 ans, monteur en bronze, né à Paris.

Blessé le 25 mai 1871, sur la place de la Bastille, transporté à l'hôpital quelques heures plus tard, il a le mollet gauche emporté au tiers par un éclat d'obus et une plaie superficielle à la partie interne de la jambe droite. Tempérament vigoureux. Pas de maladies antérieures.

Pansement à l'eau alcoolisée et charpie sèche. Aucun accident les premiers jours, la plaie se déterge, les parties mortifiées s'éliminent, et la santé générale reste excellente.

6 juin. Le malade se plaint d'une petite ulcération à la langue et demande un gargarisme; il dit s'être mordu la langue par inadvertance; du reste, il ouvre bien la bouche et on ne s'en préoccupe pas.

8. Le malade ne s'aperçoit pas qu'il a un certain degré de contraction des mâchoires : on s'en aperçoit parce que sa parole est un peu modifiée et embarrassée. Il ne souffre pas. Le soir, potion avec 15 centigrammes d'extrait d'opium.

9. Trismus évident, non douloureux, mais empêchant absolument le malade d'ouvrir la bouche. Aucune roideur du cou ni de la tête, membres parfaitement libres, pas de fièvre. Élévation de température insignifiante 38°.

Potion avec 6 grammes de chloral.

10. Aucune amélioration, pas de somnolence; trismus assez considérable. On redonne le matin 7 grammes de chloral, et le soir, trouvant le même état, 12 grammes (19 grammes dans la journée).

11. Un peu d'hébétude. Température un peu abaissée. Trismus moindre.

12. 18 grammes de chloral

13. 15 grammes. Ces doses considérables entretiennent le malade dans une certaine prostration, sans amener trop d'hébétude. Trismus diminué, mais pas disparu. Il ne s'est pas déclaré d'opisthotonos. La température tombe à 36,8 le matin.

14 et 15. Dégoût du chloral; le malade se plaint qu'il lui brûle la gorge; inappétence, nausées; pas de diarrhée. Pouls très-petit et très-faible.

16. Le malade est pris brusquement d'une attaque convulsive de spasme de la glotte avec toux quinteuse, respiration sifflante, congestion intense de la face et du cou, sensation d'anxiété épouvantable, étouffements. On lui applique immédiatement 5 ventouses scarifiées sur la nuque et on les fait saigner abondamment. Au bout d'une heure, tout rentre dans le calme, à la suite d'une diaphorèse abondante.

Suppression du chloral, sirop de morphine, 40 grammes.

17. Le trismus a augmenté; il s'y joint de la roideur du cou et de la cuisse, sans opisthotonos. On redonne le chloral, 15 grammes. Le soir, la roideur du cou a disparu, et les mâchoires s'ouvrent moins difficilement. Pouls fréquent, 37,3.

18 et 19. État stationnaire. Le matin du 19, sensation de bien-être, sommeil bon. Plaie un peu grisâtre.

20. La plaie, les jours précédents en parfait état, est prise de pour-

riture d'hôpital à forme ulcéreuse. En retirant les bandelettes, on trouve les bourgeons charnus recouverts d'une sanie sanguinolente. La surface s'est creusée, est devenue grisâtre en quarante-huit heures, les bourgeons se sont affaissés et détruits sur plusieurs points ; les bords sont taillés à pic et paraissent déchiquetés sans décollement du reste. La suppuration, moins abondante, a changé de nature et est devenue brûnâtre, d'une odeur désagréable.

Pansement simple, eau-de-vie étendue de beaucoup d'eau.

21. Très souffrant. Trismus augmenté, il s'y joint de la roideur cervicale et de l'épisthotonos. 12 grammes de chloral. Même aspect du mollet. La plaie présente, aux points qui se prennent, des îlots jaunâtres, tendant à se rejoindre. La surface de ces îlots est recouverte d'une pulpe mollasse, comme pelucheuse et de détritus pultacés, grisâtres, striées de points blancs, adhérents aux parties subjacentes. Là où le mal a atteint les bords ds la plaie, ceux-ci sont creusés et décollés un peu. Pas de fièvre ni de phénomènes généraux. Le soir, quand, sous l'influence du chloral, les accidents tétaniques ont cessé, le malade ne s'aperçoit pas de quoique ce soit du côté de sa jambe.

22. Quelques légers fourmillements dans la plaie : tous les îlots grisâtres se sont réunis et la plaie a mauvaise apparence.

Rien encore du côté des bords et des parties molles voisines.

23. Un peu de fièvre, pas d'appétit, trismus en voie d'amélioration. Plaie sale, bords un peu décollés, renversés ; la pulpe qui recouvre sa surface est plus épaisse que les jours précédents. La suppuration est presque nulle et assez fétide.

24. Même état en apparence, mais douleurs très-vives ; fièvre, insomnie, inappétence, 39°2. Soir, 39,7. Pas de frissons ni de nausées. Le fond de la plaie est ulcéreux, desséché et grisâtre, très-adhérent aux parties sous-jacentes. Les bords se décollent. Le soir, bourrelet œdémateux, rougeâtre, périphérique.

Pansement deux fois par jour avec eau alcoolisée.

25. Insomnie la nuit, cuisson et brûlure dans le mollet, fièvre vive, agitation, pouls fréquent (110), dur ; inappétence, nausées ; légère épistaxis, 39°8.

La plaie a augmenté et a envahi les parties molles du côté inférieur de la plaie. Une zone érythémateuse, légèrement œdématiée, s'étend sur tout le pourtour à 2 centimètres de distance environ ; en un point, le bord de la peau attenant à l'ulcère a déjà une teinte violacée et se gangrène. Le mollet est dur et sensible sur toute la partie rougeâtre. Le reste de la plaie est entièrement gris, la pulpe ne se détache point et reste adhérente aux muscles du mollet. Même pansement.

Même état jusqu'au 27. Les symptômes généraux sont toujours mauvais et la douleur très-vive. Sur les bords la plaie grandit tous les jours en rongeant la peau, celle-ci se décolle et se gangrène; cependant la pulpe du fond de l'ulcère ne se détache pas et le mal ne paraît pas y gagner en profondeur. Il y a là une différence symptomatique avec ce que l'on observe ordinairement : la gangrène survenant avant que l'œdème périphérique ne se soit ramolli et flétri. De plus, la plaie au lieu de fournir une grande abondance de sanie fétide reste relativement très-sèche.

28. L'élimination gangréneuse de la peau et l'accroissement de la zone d'envahissement continuent. L'œdème paraît diminuer. Le fond demeure toujours couenneux mais la couenne commence à se détacher des parties sous-jacentes. On favorise l'élimination en la fendant avec des ciseaux, sur la sonde cannelée; au-dessous, apparaissent, avec des débris d'aponévrose, quelques bourgeons charnus. T. 38,6. Pansement avec camphre en poudre.

29. Hémorrhagie en nappe de la plaie pendant la nuit. Encore beaucoup de douleur, insomnie. La plaie a gagné en étendue; elle est grisâtre, infiltrée de sang, et se développe beaucoup du côté du jarret; les bords sont encore très-œdématiés et renversés, mais moins douloureux. De larges lambeaux d'aponévrose et de tissus mortifiés s'éliminent; au-dessus apparaissent des bourgeons charnus en assez bon état; mais les bords se décollent toujours, et l'ulcération est serpigineuse. Fétidité de la suppuration, mais odeur plutôt gangréneuse que propre à la pourriture d'hôpital. 38°,8.

30. Même état. Augmentation de la température, 39°,6, en rapport avec l'extension de la plaie, la gangrène des bords et l'élimination des eschares (fièvre d'élimination). Nouveau suintement hémorrhagique par les branches superficielles de la saphène externe.

1er juillet. Encore une hémorrhagie pendant la nuit. La plaie continue à s'agrandir; le cercle œdémateux et rouge se déplace avec elle; tous les matins on enlève des débris de peau gangrenés et fétides; l'aponévrose jambière est presque totalement éliminée, mais l'ulcération reste superficielle, sans creuser. Un peu moins de douleur dans la jambe. 100 puls.; 40,2. Aucun symptôme nerveux; mais anorexie complète. Plus de trismus.

2. Subdélirium. Pouls petit, fréquent, 110 puls. Suintement hémorrhagique. Plaie considérable, atteignant jusqu'à 20 centimètres

dans son grand diamètre, et 12 à 13 centimètres transversalement. Élimination d'eschares. Phagédénisme croissant, ichor fétide ; cependant la plaie ne se creuse pas. On continue, sans aucun succès, à panser la plaie, tous les jours, avec le camphre.

3. Anorexie. 110 puls.; 40,2. Pouls petit, rèvasseries la nuit. La plaie est toujours en progrès ; nausées ; pas de frisson ni de diarrhée. Décollement des bords qui se sphacèlent de plus en plus, surtout en bas. Coagulation sanguine le long de la veine de saphène.

Même état du 4 au 6. Tous les matins on retire des tissus sphacélés, mais superficiellement seulement. La plaie ne suppure pas d'une façon excessive. État général mauvais. T. entre 39°,5 et 40°,4. Nausées continuelles.

6. Devant l'inefficacité du camphre on modifie le pansement. Lavage à l'eau perchlorurée, pansement à la charpie imbibée d'eau perchlorurée.

7. Aucune amélioration. La plaie est plus fétide que jamais. Le malade a déliré. 115 puls. Rougeur, teinte vultueuse, phagédénisme croissant. Repris le pansement au camphre.

8. Délire d'action, nécessitant la camisole de force. 120 puls.; 40°,3. État général paraissant désespéré. La plaie n'a pas fait de progrès ; il s'élimine toujours une quantité considerable d'aponévroses et de détritus infects. On remarque, le matin, sur la limite de la zône enflammée éliminatrice, des points ecchymotiques très-nombreux. Le soir, la nature du délire fait supposer de l'alcoolisme. Potion de Todd, 120 gr. eau-de-vie. Temp. abaissée, 39°3.

9. Encore de la carphologie, des sueurs profuses, 40 respirat., 120 puls. mais moins de délire. Le malade se sent mieux. L'œdème de la jambe a diminué ; les points ecchymotiques qui entourent le sillon éliminateur se sont mulipliés et forment une zone hémorrhagique. Peu de suppuration. On n'aperçoit encore aucune partie vermeille. Continuation de la potion de Todd. Pansement au camphre.

10. Le matin, chute considérable du pouls. 84 puls. Respiration tranquille ; délire presque disparu. La sécrétion de la peau est fort abondante ; on enlève de forts débris d'épanévroses qui laissent voir à nu quelques fibres du soléaire.

12. Légère rechute. Hémorrhagie en nappe ; sensibilité considérable de la plaie, élimination de portions mortifiées ; 110 puls. Encore un peu de délire.

Du 12 au 16. L'élimination achève de se faire dans les conditions ordinaires.

16. La plaie est tout à fait vermeille ; seulement d'une excessive

sensibilité, avec douleurs fulgurantes jusqu'au pied. Ces douleurs persistent pendant une huitaine. après quoi la cicatrisation s'établit. Guérison complète à la fin de septembre.

Tel est le triste tableau d'un cas de pourriture d'hôpital à forme grave; dans mes observations, j'en trouve plusieurs encore que le défaut de place m'empêche de transcrire.

Dans la première de ces observations, les premiers symptômes appréciables apparaissent le 22 octobre. Cependant il est probable que l'infection de la plaie remontait plus loin, car elle était restée tuméfiée et sale. Jusqu'au 25, ainsi pendant trois jours la pourriture envahit les tissus, s'étend. Les phénomènes généraux apparaissent le 27 avec une fièvre intense, avec frissons, 41°; le tétanos se déclare, donc six jours après le début. Le 28, lymphangite. Depuis le 26 a commencé la période d'élimination des parties mortifiées, elle dure neuf jours jusqu'au 4 novembre. Enfin une dernière période, celle de réparation des grandes pertes de substances, termine l'affection; elle dure ici près de quinze jours. La durée de toute la maladie a donc été d'une trentaine de jours.

Dans la deuxième observation, la marche a été beaucoup plus longue. La pourriture apparaît le 19 juin, le tétanos existait déjà depuis le 5. Au moment de l'invasion de la pourriture, recrudescence du trismus qui disparaît ensuite peu à peu. L'envahissement, l'extension de la pourriture durent près de six jours et c'est cette période qui répond à la première forme que j'ai décrite plus haut; les phénomènes généraux apparaissent le 23 juin. A partir du 25 la gangrène intervient et élimine des fragments considérables de tissus. La gangrène ici survient avant que l'œdème périphérique soit ramolli et flétri comme cela arrive ordinairement. En même temps que se fait l'élimination, la plaie continue à s'étendre, elle devient phagédénique. Le 29 juin nouvelle complication, l'hémorrhagie; le 30 juin, le 1er juil-

let hémorrhagie, 2 juillet le sensorium se prend et le
8 juillet il y a un délire des buveurs très-violent. En même
temps le 8 juillet apparition de points ecchymotiques; le
9 juillet, ces points ont augmenté et forment une zone hémorrhagique (forme hémorrhagique). Le 12 nouvelle hémorrhagie, puis l'élimination des parties mortifiées continue sans accident jusqu'au 16, la plaie à ce moment est
nette. La période de réparation de ces énormes pertes de
substance dure jusqu'à la fin de septembre. La durée fut
donc ici de 4 mois environ. Il est à remarquer que les vides se comblent en général beaucoup mieux que l'on n'aurait pu s'y attendre.

ÉTIOLOGIE.

Jusqu'à ces derniers temps on admettait, comme cause
de la pourriture d'hôpital, les émanations d'hommes en-
tassés dans des espaces étroits, petits, mal ventilés et mal
éclairés; l'accumulation, dans l'atmosphère des salles de
malades, de produits délétères provenant des sécrétions
(plaies), des excrétions; la souillure permanente des plan-
chers et des murs, du mobilier et des ustensiles; les émanations de latrines mal entretenues ou mal situées; l'imprégnation lente des bâtiments des hôpitaux par les substances
putrides.

De nos jours plusieurs auteurs se sont élevés contre cette
manière de voir trop absolue.

M. Pitha démontra que sur 81 malades qu'il observa
pendant une épidémie à Prague en 1850, une vingtaine
étaient déjà en pleine évolution de pourriture d'hôpital
quand ils entrèrent dans le service. Pouteau et Delpech
avaient constaté des faits semblables; mais ils les attri-
buaient à une contagion venant par une voie plus ou moins
directe de l'hôpital où sévissait l'épidémie.

Fock cite 7 observations bien authentiques dans lesquelles les malades furent atteints chez eux. Six d'entre eux, il est vrai, étaient soignés aux consultations, mais il est à remarquer que les hôpitaux dans lesquels on les soignait étaient restés jusqu'alors indemnes de pourriture. Le septième fut atteint chez lui, sans avoir aucun rapport avec un. chirurgien attaché à un hôpital, ni avec des personnes et du matériel venant d'un hôpital. M. Fischer cite le cas d'un malade atteint dans son domicile à la campagne, bien situé, bien aéré et n'ayant aucune relation avec tout ce qui peut provenir d'un hôpital. Howkin's de Londres, Wright de Baltimore, Boggie en Espagne, ont vu des faits analogues, Zeis l'a vue dans sa clientète privée de Dresde, Groh a vu la pourriture d'hôpital dans des huttes de villages de la Bohême. W. Leigh, de Londres, a eu à l'hôpital Saint-Georges en 1869, six malades atteints de pourriture venant de la ville. M. Heine cite 9 observations prouvant le même fait. Enfin moi-même j'ai une observation concluant dans le même sens : Beau, caporal au 72e de ligne, reçoit à Sedan un éclat d'obus qui lui traverse la cuisse à son tiers supérieur du côté externe et s'arrête à la partie postérieure sous la peau. Peu de douleur sur le moment; le blessé se rend à pied à l'ambulance située à près d'une demi-lieue de là. Le chirurgien, sentant un corps dur sous la peau, fait une incision, pensant avoir affaire à une balle, mais ne peut extraire le projectile. Agrandissant l'ouverture de près de 8 centimètres, il est étonné de retirer un fragment énorme de l'enveloppe de plomb de l'obus, logé dans l'épaisseur de la cuisse, de plus de 6 centimètres de longueur et pesant 633 grammes. Au bout de quelques jours, le blessé est évacué sur l'ambulance d'Ohain. La plaie est pansée tous les jours au vin aromatique et lavée à l'eau phéniquée. Aucun accident ne se déclare, et malgré des délabrements aussi considérables, la plaie est réparée presque complètement à la fin de septembre. Le blessé a été revu dans les premiers jours d'octobre, il est alors dans l'état suivant : Embonpoint conservé, visage excellent, appétit parfait, depuis une semaine il marche avec des béquilles. La plaie artificielle produite par l'incision est complètement cicatrisée, la plaie antérieure suppure encore un peu, mais est presque guérie ; on peut considérer ce malade comme guéri.

Le 21 octobre le malade a une pourriture d'hôpital pulpeuse des mieux caractérisées, occupant la partie antérieure de la cuisse sur une étendue de près de 10 centimètres. La surface de la plaie est recouverte d'une eschare épaisse d'un gris noirâtre, solide, adhérente, de fort mauvais aspect. Toute la cuisse est gonflée, les parties molles du voisinage de la plaie présentent une élevure considérable, et apparaissent rouges et tendues, douloureuses. L'état fébrile est considérable, il s'y joint de l'anorexie, des douleurs très-vives, de l'insomnie, des nausées. Le médecin qui ne soignait pas d'autres blessés que les quinze qui se trouvaient à Ohain, rapporte que, dans la matinée du 15 octobre, il a observé pour la première fois un aspect un peu grisâtre à la plaie, avec une légère tendance à l'inflammation sur les bords. Dès le lendemain, le gonflement et la rougeur inflammatoire augmentaient, le malade avait de la fièvre, et la plaie s'était beaucoup agrandie. Le 18, elle avait déjà atteint une surface triple de celle qu'elle avait auparavant, tous les tissus avoisinants étaient tendus, rouges et infiltrés. Il fit appliquer quinze sangsues autour de la plaie, ce qui amena une légère détente dans les phénomènes locaux. En effet, dès le lendemain, la plaie grandissait encore, l'eschare s'épaississait, et, malgré les cataplasmes que l'on appliquait sur le membre, n'avait aucune tendance à se détacher, la plaie restait fétide et ichoreuse. Le 21 octobre la plaie grandissait encore, puisque plusieurs

piqûres de sangsues étaient déjà grisâtres, mais le malade
se sentait moins souffrant que les jours précédents. Le mode
de pansement fut alors changé. La plaie fut lavée deux fois
par jour avec de l'eau étendue de perchlorure de fer, puis
saupoudrée de poudre de coaltar. Le tout fut recouvert d'un
cataplasme. Les effets du perchlorure furent fort remar-
quables. La douleur assez vive d'abord, ne persista pas plus
d'une heure, la nuit fut assez calme. Dès le lendemain les
eschares avaient déjà une certaine tendance à se détacher
et les bords de la plaie étaient notablement désempâtés,
tout alors marcha bien, la guérison fut complète au mois
de décembre.

Ce fait est très-intéressant, car voilà un homme placé dans
un milieu très-sain, qui n'a pas eu affaire à un médecin soignant des cas de pourriture d'hôpital, dont il n'y. avait aucun cas à Ohain et qui est atteint de ce mal précisément à
l'époque où les premiers cas se développent à l'hôpital
d'Avesnes, à la suite de contagion, mais y deviennent épidémiques. Ceci prouve qu'il entre dans l'étiologie de l'affection autre chose que de la contagion. Il y d'autres preuves
encore que la pourriture ne nait pas toujours dans les hôpitaux : si le mauvais air des hôpitaux et l'imprégnation de
leurs murs par des principes délétères animaux étaient la
principale cause de la maladie, les vieux hôpitaux, bas, peu
éclairés devraient être les seuls lieux d'élection, tandis que
les hôpitaux récents construits d'après les données de
l'hygiène, et les bâtiments qui n'ont reçu des blessés
qu'exceptionnellement devraient rester toujours, ou du
moins longtemps préservés. Or il n'en est rien. On a vu
arriver le contraire. A Nancy, la manufacture des tabacs,
bâtiment tout neuf, inachevé même, n'ayant pas servi encore, a vu la pourriture éclater dans ses salles, cependant
elles étaient admirablement aérées, ventilées et nullement
encombrées. Des baraques que l'on vient de construire,

des casernes, des maisons privées, des écoles, des églises
employées tout à fait passagèrement comme ambulances
devinrent le foyer de cas de pourriture.

Thurston, dans la guerre d'Amérique, rapporte que le
mal frappait les blessés pendant leur transport par canots
de Nashville où il n'y avait aucun cas de pourriture à Louisville; le même fait se passa pendant le transport de Riche-
mond à Annapolis.

Gerson rapporte qu'en novembre 1812, les blessés partis
sains de Salamanque sur des chariots arrivèrent à Celorico
avec de la pourriture.

Pendant la guerre de 1854–1855, la pourriture sévit sur
les transports le *Prince Jérôme*, *l'Euphrate*, *l'Andromaque*,
lorsqu'en Crimée il n'y avait pas encore de pourriture. On
peut objecter que la maladie a été apportée dans les vaisseaux, les trains par des malades en période d'incubation;
mais alors une foule de cas proviendraient directement du
champ de bataille, ou de maisons particulières. Marmy montre également que ses ambulances situées à Constantinople dans les meilleures conditions sanitaires, furent néanmoins ravagées.

Demme rapporte des observations semblables faites en
Italie en 1859.

De toutes ces observations et d'autres encore que je ne
puis citer, je crois pouvoir conclure que la pourriture d'hôpital naît en dehors des hôpitaux aussi bien que dans ceux-ci,
et que son virus ne naît pas de la malignité de leur atmosphère.

De tout temps on a accusé l'encombrement des services
de donner naissance à la pourriture.

Il faut distinguer l'accumulation des malades en général d'avec l'accumulation de malades en suppuration
et parmi ces derniers, il faudrait encore distinguer ceux
qui ont une suppuration normale d'avec ceux chez les-

quels elle se fait mal. Ces distinctions n'ont pas été faites encore.

M. Pitha dit que, pendant l'épidémie de 1850, son service chirurgical avait le minimum des malades pour la première fois depuis trois ans ; tandis qu'en 1848 où il y avait eu accumulation et encombrement avec plaies graves, il n'y avait pas eu de cas de gangrène nosocomiale. Groh fait remarquer que pendant l'épidémie qu'il observa en 1851 à Brandeis dans un ancien château impérial transformé en hôpital, il y avait toujours des lits vides, et la plupart des malades étaient en état de circuler dans le vaste parc entourant les bâtiments.

D'autres auteurs, se basant sur leurs observations, croient que la pourriture d'hôpital est un mal propre aux hôpitaux et naissant quand il y a accumulation de plaies en suppuration.

Pour éclaircir cette question, M. Heine a tracé une courbe donnant pour l'année 1867 le nombre de cas de pourriture comparé au nombre total des malades de son service. Le résultat est qu'en avril avec le minimum des malades, il y a eu le maximum de cas de pourriture, tandis qu'en février pendant le maximum des malades, la gangrène est loin de frapper un aussi grand nombre de malades. En août, juillet, septembre, le chiffre des malades augmente sans montée simultanée du chiffre des pourritures ; en septembre même aucun cas de pourriture ; en décembre, où le nombre des malades remonte de nouveau au maximum, il n'y a que quelques cas sporadiques. L'on ne peut soutenir que la pourriture ne se développe que quelque temps après une accumulation trop grande de malades, car la courbe montre que le maximum de malades a été en février ; ce n'est que 7 semaines après, que les cas de pourriture montèrent à leur summum ; on ne peut admettre une incubation de 7 semaines. De même le nombre assez élevé de malades

en juillet et en août est suivi d'une décroissance dans le
nombre des cas de gangrène nosocomiale.

Une deuxième courbe faite pour l'année 1866, donne des
résultats analogues.

J'en conclus que l'accumulation dans un hôpital, de malades avec des plaies suppurantes, ne doit pas être considérée comme la cause de l'apparition de pourriture dans cet
établissement.

Il est loin de ma pensée de vouloir affirmer qu'une accumulation de blessés n'a aucune influence sur la marche
d'une épidémie déjà déclarée ; au contraire, je crois même
qu'une agglomération trop grande devient la cause d'une
extension plus grande, d'une durée plus longue et peut-être
aussi d'un caractère plus malin de la maladie; mais cela
n'est que la conséquence du grand pouvoir contagieux de
cette maladie, et de plus, prouve la vérité de cette assertion
que dans les logements élevés, sains, espacés, le caractère
des maladies fébriles et en particulier infectieuses, est ordinairement bénin et leur évolution plus rapide que dans des
conditions contraires.

Les auteurs citent encore comme causes du développement de la pourriture, la mauvaise situation et l'entourage
d'un hôpital; son installation, sa division, les salles mal
aérées, le voisinage de latrines, la composition du sol, de
l'eau, la propreté insuffisante des salles, etc.

Je ne crois pas que ces conditions puissent provoquer la
naissance de miasmes ; elles sont adjuvantes, mais non effi-
cientes; il est absolument nécessaire qu'il préexiste un
principe infectieux de nature spécifique sans lequel ces conditions adjuvantes n'ont aucun effet. Je suis loin de nier
l'importance des mauvaises conditions sanitaires d'un hôpital
dans le développement d'une épidémie, et je crois même
qu'il y a encore beaucoup à faire pour bien connaître cette
question.

Wolff.   5

Des recherches ont été commencées dans cette voie. On suit chaque lit, marquant tous les cas qui s'y sont succédé dans une année, et on arrive ainsi à savoir s'il existe réellement des lits fatals pour les malades, soit par leur situation, soit par quelque autre cause ; puis de là on déduit l'histoire de la salle. On pourra ainsi, après de longues observations, arriver à des résultats pratiques.

D'après ce que j'ai dit, il faut donc admettre dans la gangrène nosocomiale l'action d'un virus spécial. Est-ce un produit de la putréfaction en général, est-ce un principe contagieux spécifique de nature miasmatique, est-ce un poison qui se perpétue par voie de contagion de plaie en plaie?

La première hypothèse doit être absolument rejetée. On ne peut admettre que les produits de décomposition putride ordinaire, pas plus que la putréfaction du pus sur les plaies, puissent, dans un air vicié et dans une accumulation de blessés suppurant, conduire à la pourriture d'hôpital. Si cela était, on ne comprendrait pas pourquoi cette maladie peut disparaître dans des hôpitaux mauvais et encombrés, ni pourquoi elle apparaît subitement dans des hôpitaux sains, y dure quelque temps, puis disparaît de nouveau pour des années. La pourriture devrait être une maladie journalière, si la putréfaction de la surface des ulcères du membre inférieur, ou la décomposition ichoreuse, si les inflammations septiques en étaient les avant-coureurs ; l'on verrait alors comme mode d'apparition de la pourriture les transitions de celles-là à celle-ci et non pas son apparition subite sur des plaies récentes et saines. Enfin, d'après des expériences nombreuses faites en injectant des produits putrides dans le tissu cellulaire et dans le sang d'animaux divers; ou encore dans des bourgeons charnus de plusieurs malades, jamais on n'obtint de la pourriture. Les expériences furent ou négatives ou donnèrent lieu à des phlegmons.

Il faut donc admettre un principe infectieux spécial qui ne se produit qu'à des époques plus ou moins éloignées et à certains endroits ; il est volatil et se répand dans l'air, porté par les vapeurs d'eau ; par cet intermédiaire, il est porté sur les plaies et développe quand il rencontre un terrain favorable à son extension, une épidémie de pourriture d'hôpital. Il est probable qu'il n'est pas transporté par l'air seul, l'eau doit être un véhicule fréquent et l'infection se fait pendant le lavage des plaies. L'extension de ce principe infectieux se fait fréquemment aussi par les instruments ; j'en ai cité un exemple tiré de mes observations, on pourrait en trouver maint autre ; par les objets à pansement, etc. L'état volatil du poison n'exige pas qu'il soit gazeux ; sa division en fines molécules soit liquides, soit solides, suffit à le rendre transportable par l'air.

Il va sans dire que pour les partisans de l'identité de la diphthérie et de la pourriture d'hôpital, le principe infectieux est le même pour les deux affections.

La pourriture d'hôpital fait périodiquement ses épidémies comme la diphthérie, l'érysipèle, la fièvre puerpérale, le choléra, la dysentérie, le typhus. Toutes les maladies dites infectieuses ont sévi à certaines époques à côté des épidémies de pourriture les plus graves. Ce n'est pas à dire qu'elles aient toutes le même principe infectieux ; mais il est probable que les miasmes de ces différentes maladies ne sont pas bien éloignés les uns des autres ; quelques auteurs même ne sont pas éloignés d'y voir seulement des variétés d'action d'un seul et même agent nuisible, variétés dues à la nature du terrain sur lequel il se développe.

Cette apparition de la pourriture d'hôpital conjointement avec celle de la dysentérie, du choléra, du typhus, a été indiquée par bon nombre d'auteurs (Marmy, Pitha, Pirogoff).

Marmy préfère la dénomination de typhus des plaies à celle de pourriture parce que, pour lui, les mêmes conditions hygiéniques et pathologiques qui amènent le typhus, président à l'apparition de la pourriture. Bourot est du même avis.

M. Pitha a vu en 1833-34 coexister deux épidémies très-graves de fièvre puerpérale et de gangrène nosocomiale ; à chaque explosion suivante il put observer le même fait. En 1869, à Vienne régnaient épidémiquement ensemble e choléra, la fièvre puerpérale et la pourriture d'hopital.

Des recherches ont été faites sur cette question ; on a réuni pour toute une année les cas d'érysipèle, de septicémie, de pyémie, de fièvre puerpérale, de pourriture d'hôpital de différentes villes, et on est arrivé à ce résultat que de mai en août, de novembre en décembre, ces différentes maladies ont marché à peu près de front et ici encore le maximum des cas de maladies ne coïncide pas avec le chiffre le plus élevé des malades dans les services.

De ces recherches il ressort clairement que la pourriture d'hôpital a des épidémies simultanément avec la fièvre puerpérale, la diphthérie, la dysentérie, le choléra, les érysipèles infectieux ; que son principe infectieux est au moins très-rapproché de celui de ces maladies, pendant que d'un autre côté, par suite de la décomposition putride qui l'accompagne habituellement, elle est escortée par la septicémie et la pyémie.

Je crois donc que le miasme de la pourriture d'hôpital est un principe infectieux, de nature probablement moléculaire transportable par l'air et qui infecte les plaies directement; et non pas un miasme gazeux qui, absorbé par les voies respiratoires, infecterait d'abord le sang (Marmy, Maupin, ourot), et par cet intermédiaire seulement, produirait les altérations dans la plaie. Par suite, on ne peut guère admettre une fièvre nosocomiale qui serait la manifestation de l'intoxication du sang par le poison de la pourriture d'hôpital, chez des malades n'ayant pas de plaies en suppuration.

Les observations des dernières années démontrent que l'organisme d'un malade affecté de gangrène nosocomiale ne commence à souffrir que lorsque l'affection atteint son développement.

Mais avec l'acception du développement par miasme de la pourriture, il ne faut pas croire qu'à certaines époques toute l'atmosphère d'une région se sature de ce miasme sous l'influence d'un mauvais génie épidémique. Les épidémies les plus graves naissent habituellement de petits foyers et n'atteignent leur importance que par des circonstances favorisant leur extension, que celles-ci soient dans l'air, dans les déplacements de grandes masses humaines ou ailleurs. De ce foyer local, où naît un principe infectieux spécifique, les germes de l'infection, avec l'aide des circonstances accidentelles, sont chassés tantôt d'un côté, tantôt d'un autre. De là naît une série de nouveaux foyers d'infection, de sorte que l'on peut presque dire qu'une grande épidémie ne représente qu'une suite de très-petits foyers locaux.

De pareils centres se maintiennent quelque part, et il est probable que le principe une fois formé ne s'éteint jamais en entier, qu'il suffit d'une circonstance favorable pour raviver le feu couvant sous la cendre ; l'on voit ainsi dans un même hôpital des épidémies se reproduire périodiquement, ou si l'affection paraît éteinte, des cas sporadiques montrer la tendance continue à se reproduire. De là vient aussi chez un même malade la tendance fréquente à la récidive.

Il est très-difficile de remonter aux sources de la corruption de l'air par des miasmes, en partie faute de recherches ; il n'existe à ce sujet que quelques indications. Curtis rapporte que lorsque la pourriture éclata en 1782, dans l'hôpital de la marine, propre et bien aéré, de Madras, l'air était extraordinairement chargé d'exhalaisons putrides, par suite d'inondation. Chamboll dit que la cause de la pourriture régnant à l'hôpital de Dunkerque était dans la stagnation de l'eau dans un terrain voisin ; l'eau fut enlevée et la pourriture disparut. Bobilier attribue l'existence endémique de la pourriture à l'hôpital militaire de Toulon, à la corruption de l'air par les émanations de latrines mal installées et par celles de cimetières mal situés.

Les auteurs sont encore moins d'accord dans la question de savoir si des conditions climatériques, si les saisons, la température, un air chaud ou froid, humide ou sec, favorisent l'extension du principe infectieux. Il est certain qu'aucune saison, aucun mois n'est resté indemne. Il y a eu pourriture à Metz avec 14° au-dessous de zéro, il y en a eu en Espagne avec 30° et au delà de chaud. Les recherches météorologiques qui ont été faites n'ont pas jusqu'à présent donné de résultat.

On ne peut nier cependant que des variations brusques de plusieurs degrés dans la température, surtout des passages brusques d'une grande humidité à la sécheresse et l'inverse, n'exercent une influence sur l'extension d'une épidémie.

Dussaussoy, Delpech, Brugmans, Gerson, la plupart des chirurgiens militaires affirment le fait. Il est très-probable que des circonstances climatériques particulières doivent jouer un rôle dans l'étiologie de cette maladie, que l'on veuille bien se rappeler l'observation citée plus haut d'un homme atteint de pourriture dans un milieu sain, au moment où celle-ci se développe dans un endroit situé à plusieurs lieues de là et sans communication entre les deux endroits.

L'extension par contagion est très-importante ; on pourrait appeler la pourriture une maladie contagieuse miasmatique. Mais avant tout y a t-il contagion ?

Les premiers auteurs, qui ont écrit spécialement sur la pourriture d'hôpital, ont énergiquement affirmé la contagion. Pointe, en 1768, signale déjà des cas de contagion ; Pouteau se l'est inoculée en faisant des pansements avec un doigt blessé, Danillo dit l'avoir inoculée en négligeant de nettoyer ses instruments, Vautier, Larrey, Dupuy, Boucheron, firent les mêmes observations. Clerc inocule la pourriture à des malades pour les guérir d'ulcères spécifiques rebelles. Ollivier enfin, pendant les guerres d'Espagne, fit une expérience qui paraît concluante. Il se fit inoculer par la lancette de l'ichor d'une pourriture pulpeuse. Deux jours après l'inoculation parut une pustule qui devint vésiculaire, le troisième jour la vésicule se rompt et donne un petit ulcère, le sixième jour les symptômes de la pourriture étaient nettement caractérisés. Il fallut cautériser la plaie au fer rouge pour arrêter son développement.

Le même auteur cite encore un chirurgien qui inocule, à Xérès, la pourriture à un blessé, avec de la charpie imbibée d'ichor, pour mettre à nu la balle qui l'avait frappé. Il se déclare une pourriture d'hôpital tellement grave que le patient succombe.

Je cite ici encore l'observation de la jeune fille que j'ai donnée en détail plus haut et à laquelle la pourriture fut inoculée par un instrument de chirurgie.

M. Lallour, chirurgien de marine, s'est inoculé le mal en liant une artère chez un blessé atteint de gangrène nosocomiale.

Les observations de ce genre sont très-nombreuses dans la science, quant à moi, j'adhère entièrement à cette opinion.

Ce n'est que dans les premières années de ce siècle que

des auteurs nièrent la contagion. Thomas, Rollo, Hautson, Richerand, Percy la rejettent formellement. Villaume, chirurgien de l'armée, fit des expériences sur la peau rubéfiée par un sinapisme, dénudée par un vésicatoire, sur une brûlure au deuxième degré, sur des plaies en voie de cicatrisation, avec des inoculations et n'obtint aucun résultat; Richerand fit des expériences semblables sans plus de succès.

Parmi les auteurs modernes, Hirsch, Pitha, Bourot, Marmy nient la contagion.

Marmy s'appuie sur les observations suivantes: Observ. X. Séton à la cuisse, envahi par la pourriture d'un seul côté. L'autre orifice reste indemne, bien que baigné tous les matins par la sanie de la plaie.

Observ. XI. Séton au flanc. Pourriture à l'orifice antérieur. L'autre reste intact.

Enfin il inocule quatre chiens sans résultat.

Thomas, au commencement du siècle dernier, a déjà fait des essais sur des lapins; Percy sur des chiens, sans aucune réussite. J'oppose à ces expériences négatives les expériences positives que j'ai citées plus haut, ainsi que celles que je vais donner, et que je crois par cela même qu'elles sont positives, plus probantes que les autres.

Du reste une couche de granulations intacte est réellement une protection efficace pour les tissus et l'infection ne semble se faire que par des lésions, si petites qu'elles soient, des bourgeons charnus. Je crois qu'il existe pour les plaies une prédisposition locale à l'infection, consistant en un état d'irritation ou d'hyperémie de la plaie.

Les plus petites plaies, il est vrai, sont atteintes comme les plus grandes, mais cependant le plus souvent ce sont les plaies par armes à feu, plaies déchirées, contuses, irritées par des esquilles osseuses ou tourmentées par le stylet; ou des plaies qui ont saigné pendant le pansement ou qui ont été irritées par l'application prolongée de remèdes excitants.

Dans toutes ces circonstances, les petites hémorrhagies dans le tissu des bourgeons, la décomposition consécutive du sang jouent un grand rôle dans la prédisposition qu'elles donnent à la plaie.

Dussaussoy, en 1787, a déjà émis cette opinion. Il voulut inoculer la pourriture à un homme d'une cinquantaine d'années pour le guérir d'un cancer ulcéré du mamelon. N'obtenant aucun résultat après plusieurs applications de charpie imbibée de sanie, il pinça en différents endroits la surface de l'ulcère de façon à obtenir une hémorrhagie, trois jours après et sans nouvelle application de liquide putride, la pourriture se développait chez ce malade.

Je reviens à mes expériences.

MM. Grimm et Fischer firent des expériences sur des lapins et sur un chien, en injectant dans le tissu cellulaire sous-cutané de la sérosité ichoreuse. Il se forma des cavités gangréneuses rongeant autour d'elles ; recouvertes d'une couche d'un brun jaune, avec des bords cutanés fortement tuméfiés et rouges, déchiquetés en partie et très-sensibles. Le liquide de ces cavités inoculé à d'autres animaux reproduisit les mêmes phénomènes.

D'un autre côté M. Fischer fit, sans réussite, dix inoculations sur un chien. M. Pitha ne réussit jamais sur des lapins. Dans mes observations j'ai une expérience sur un lapin. On lui introduisit sous la peau environ 1 centim. c. de détritus pulpeux et de parties solides friables provenant d'un malade atteint de pourriture. Aucun résultat. Une seconde opération faite en un autre point, produisit un phlegmon qui tua l'animal.

D'autres expérimentateurs écartèrent les lapins comme sujets d'expérience, parce qu'ils prennent trop facilement un phlegmon, et n'opérèrent que sur des chiens. Les résultats furent contradictoires ; dans quelques expériences ils obtinrent le résultat suivant (2 fois sur 3) : les tissus avoisinant la plaie se tuméfient, les bords rougissent, au deuxième et troisième jour le fond de la plaie est couvert d'un exsudat gris, adhérent, sécrétant une sérosité mince, irritante, la cavité de la plaie s'était agrandie par érosion.

D'autres expériences ne donnèrent absolument aucun résultat. L'expérimentation sur l'homme peut seule trancher ces difficultés. Mais elle doit être faite avec beaucoup de réserve, on doit se contenter de provoquer une infiltration spécifique de la plaie, tout au plus une ulcération, ne pas chercher à obtenir la forme pulpeuse, et ne pas irriter les plaies de quelque manière que ce soit, pour faciliter l'introduction du poison.

Villaume, que j'ai cité déjà, a fait des expériences de ce genre, sans succès.

J'ignore si depuis lui on en a refait, en dehors de celles faites par des médecins sur eux-mêmes en s'inoculant accidentellement la maladie.

Weber a repris ce sujet et a fait des expériences sur deux malades, ayant l'un un ulcère de la jambe, l'autre une brûlure superficielle, donc deux plaies en pleine granulation.

Sur la première plaie, on mit quelques morceaux du détritus gangréneux de la pourriture d'un malade gravement atteint et qui mourut plus tard de septicémie. Cette plaie ainsi recouverte fut pansée avec de la charpie sèche. En découvrant au bout de 24 heures la surface de la plaie, on la trouva recouverte d'une légère couche grise. On remit un pansement simple et au bout de trois jours la plaie redevint nette.

Sur la seconde plaie, on mit de la charpie souillée avec l'exsudat d'une plaie atteinte de gangrène nosocomiale moins grave que la précédente ; on laissa la plaie ainsi pansée pendant deux jours, après lesquels il n'y eut aucun changement.

On remit sur la plaie de la charpie enduite de l'exsudat caséeux du premier malade, c'est-à-dire de celui atteint de pourriture à forme grave ; le jour suivant il se produisit un enduit gris sale sur la plaie, lequel disparut les jours suivants sous un pansement simple. Pour l'expérimentateur, ces altérations étaient absolument celles que l'on constate tout au début d'une pourriture d'hôpital, et il est convaincu que s'il eût continué l'application de la substance infectieuse, et irrité d'une façon ou d'une autre la surface de la plaie pour produire des hémorrhagies dans les bourgeons, il aurait obtenu la pourriture d'hôpital la mieux caractérisée.

On ne peut affirmer qu'il existe, à côté de la prédisposition locale de la plaie dont j'ai parlé, une prédisposition générale et individuelle.

Tous les âges, toutes les constitutions ont été atteintes : cependant il est certain que chez un individu affaibli, offrant peu de réaction, la maladie traînera volontiers en longueur, récidivant plus facilement et amenant plus vite une infection générale de tout l'organisme.

Il faut ajouter, avant de terminer ce chapitre, que la pourriture d'hôpital ne se transmet pas toujours dans une salle, de proche en proche, à partir du lit le plus voisin. Souvent elle se développe sur plusieurs points à la fois avec une soudaineté et un caprice dans le choix des malades souvent très-curieux.

Ce fait, à mon avis, ne conclut pas contre la contagion, il prouve seulement qu'il doit y avoir une prédisposition locale, que de plus, en temps d'épidémie, un malade est atteint sans être contaminé par son voisin.

Après les développements qui précèdent, je me crois autorisé à conclure que la pourriture d'hôpital se produit par

l'infection locale d'une plaie par une substance spécifique,
contenue dans la sécrétion des plaies malades, qui peut être
prise par l'air transportée sur d'autres plaies ; dans de certaines circonstances seulement, elle se termine par une infection générale du sang, qui est partie du foyer infectieux
local et qui doit essentiellement être considérée comme de
nature septique.

NATURE.

Les divergences des auteurs sur ce point tiennent surtout aux grandes variétés dans l'évolution de la maladie.
Son intensité, son étendue, la nature du terrain sur lequel
elle se développe, en sont les principales causes.

Le phénomène terminal, qui du reste a servi à dénommer
la maladie, est la décomposition gangréneuse des tissus,
mais il termine la scène et n'existe pas au début.

En considérant la décomposition des tissus comme le
phénomène principal, on peut faire concorder presque
toutes les descriptions. Ce phénomène, en effet, appartient
à la gangrène comme à la mortification, à la putréfaction
et à l'ulcération, seulement selon le cas, il est produit par
des influences diverses. Les différentes formes sous lesquelles apparaît la gangrène, rappellent tantôt l'une, tantôt l'autre des altérations que je viens de mentionner, et
selon la forme qu'un auteur a vue le plus fréquemment, il
a choisi sa dénomination. En réalité tous ces processus des-
tructifs sont parents et offrent des transitions de l'un à
l'autre.

Si par mortification on entend la mort locale des tissus
par suite de la suppression de leur nutrition ; et par ulcération une fonte moléculaire des tissus, on peut considérer
la gangrène comme cette forme de mortification qui s'accompagne de putréfaction, et la décomposition putride n'est

alors autre chose que la fonte moléculaire gangréneuse des tissus.

On ne peut identifier la gangrène et la putréfaction. Celle-ci, pour se produire, n'a pas besoin de la mortification locale des tissus ; elle peut se produire dans des tissus simplement enflammés, même dans ceux qui n'ont subi aucune altération pathologique, directement par le contact de substances putrides agissant comme ferments ou par des organismes inférieurs qui produisent une altération chimique rapide qui supprime alòrs la vitalité de ces tissus.

Enfin les différentes espèces de gangrènes se distinguent entre elles en ce que la putréfaction ne les accompagne souvent, soit qu'à un très-faible degré, soit pas du tout ; soit au contraire à un très-haut point, évoluant ici lentement ; là avec rapidité.

On sait que cela dépend du degré de chaleur et d'humidité, peut-être de l'accumulation d'organismes inférieurs dans l'air environnant, et peut-être aussi de l'intensité de l'inflammation qui a frappé les tissus. On peut arrêter la putréfaction quand même la mortification est complète, sans agir en quoi que ce soit sur celle-ci, et on voit souvent apparaître la pourriture là où l'on ne peut encore affirmer la mortification.

On ne peut donc rapporter la gangrène nosocomiale exclusivement ni à l'ulcération, ni à la putréfaction, ni à la mortification, bien que la forme ulcéreuse réponde à la première de ces altérations, la pulpeuse à la seconde, la pseudo-membraneuse à la troisième. Si l'on considère la fonte gangréneuse comme l'expression la plus juste pour le développement complet de la maladie, il reste toujours à savoir quelles sont les altérations des tissus qui font sa spécificité et lui donnent une place à part.

La pourriture d'hôpital n'est pas une gangrène par cause directe ; elle ne naît pas par suppression subite et instantanée de la nutrition des éléments, elle est une gangrène consécutive à l'infiltration des couches de la plaie, qui produit la mortification et la décomposition. Il entre dans la nature de cette maladie quatre éléments : l'infection, l'engorgement spécifique inflammatoire, la mortification, la putréfaction.

J'ai développé tout au long dans les chapitres qui précèdent ce qui est relatif à ces quatre éléments ; l'examen histologique a montré que les organismes inférieurs, bactéries, monades sont fort rares au début d'une pourriture d'hôpital, quelquefois même n'existent pas du tout ; ils ne se multiplient qu'avec la prolongation du processus et avec l'apparition des phénomènes de putréfaction appréciables par l'odeur et par la vue. L'engorgement des couches superficielles de la plaie n'est pas dû par conséquent à ces éléments.

J'ai dit que le microscope montre au début des exsudations et des coagulations comme causes de la tuméfaction et de la décoloration des parties atteintes ; phénomènes dont la production peut être rapportée à l'action de champignons ou à d'autres véhicules d'un principe infectieux spécifique. On ne sait pas en quoi il consiste, on ne l'a pas isolé, mais il est.

J'ai été très-bref sur ce sujet, car il a été traité dans tous les chapitres précédents. V. Etiologie, histologie.

En terminant le chapitre, je reviens encore à l'opinion qui veut faire de la diphthérie des muqueuses et de la gangrène nosocomiale une seule et même affection.

M. Heine reconnaît la même cause aux deux maladies, décrit la même structure aux deux fausses membranes. J'ai dit plus haut que Wagner leur décrit une structure différente (v. histologie).

Comme preuve, je citerai Fock, Fischer, M. Roger (Archiv. génér., janvier 1862), Hiller (diphtheria in London,

British med. Journal, sept. 24, 1868) Paterson (med. Times n° 58, 1866), Félix de Bucharest (Wiener med. Wochenschrift, n° 36, 1870), Jenner (On diphtheria) qui tous donnent des exemples soit de diphthérie coïncidant avec de la gangrène nosocomiale, soit de cas de pourriture donnant une angine diphthérique, soit des observations de croup donnant de la pourriture d'hôpital.

Qu'on me permette pour finir de citer les deux observations suivantes : un enfant de 13 ans est blessé le 12 mars 1867, dans le pli de l'aine droite par un instrument piquant. Son père est menuisier. Cette petite plaie est atteinte de pourriture d'hôpital le dixième jour, l'affection fait de tels progrès que le 21 avril la plaie a l'étendue de deux fois la surface de la main. Le 20 avril les deux amygdales de l'enfant se sont recouvertes d'une fausse membrane. Le 21 avril, application de fer rouge sur la plaie, la maladie s'arrête, l'enfant guérit. Pendant que sa gangrène est encore en pleine évolution, le 10 avril le frère de cet enfant, âgé de 19 ans, est atteint d'angine diphthérique ; le 11 avril leur petite sœur de 4 ans est également atteinte, les deux meurent : la petite fille le 17 avril, le jeune homme le 20. Pour sauver le quatrième enfant, âgé de 10 ans, on le conduit encore en très-bonne santé, peu de jours après l'apparition des angines chez ses frère et sœur, dans une ville voisine où jusqu'à ce moment il n'y avait pas eu de cas de pourriture d'hôpital ni de diphthérie. Après dix jours, le 23 avril, cet enfant est atteint d'angine diphthérique qui s'étend et nécessite la trachéotomie le 28 avril. L'enfant se remet, le 4 mai on retire la canule ; mais le 10 mai, mort brusque avec phénomènes de paralysie.

M. Heine lui-même soignant des blessés atteints de pourriture, et n'ayant été nulle part en contact avec des malades diphthériques, est atteint d'angine diphthérique dont il ne se remet que très-lentement ; une personne de sa famille qui aussi n'a été en aucune relation avec des diphthériques, étant venue le voir, est prise à son tour d'une angine pseudo-membraneuse très-grave, suivie de paralysie des muscles du voile du palais.

Weber, professeur au même hôpital, soigne les blessés atteints de gangrène nosocomiale pendant la maladie de M. Heine ; il est pris d'angine diphthérique et meurt le 6° jour.

J'ai cru devoir citer ces quelques exemples pour appeler l'attention sur ce fait et provoquer de nouvelles recherches et surtout de nouvelles observations, réservant absolument tout jugement, ou plutôt me rangeant de l'avis de la majorité de nos auteurs qui repoussent l'identité de ces deux affections.

DIAGNOSTIC.

Dans les cas où la destruction est très-avancée le diagnostic est peu douteux. Quiconque a vu une pourriture d'hôpital à forme pulpeuse dans son entier développement ne l'oublie jamais. Ceux-là seuls qui n'ont jamais eu l'occasion de voir une gangrène nosocomiale peuvent hésiter dans certains cas.

Une décomposition gangréneuse à forme profonde ne saurait être confondue qu'avec une gangrène par contusion, lorsque les antécédents sont inconnus.

Dans celle-ci, en faisant abstraction de la cause, on ne constate aucune réaction dans les tissus détruits, on n'y voit que les phénomènes cadavériques ordinaires de putréfaction, auxquels se joignent l'infiltration ichoreuse et les inflammations septiques.

Le sphacèle, qui se rapproche le plus de la gangrène par contusion, est la pourriture de la gangrène par infiltration non inflammatoire. S'il apparaît sur une plaie à la suite d'infiltration œdémateuse, urineuse ou ichoreuse, il se produit de la putréfaction avec un ramollissement putride et une fonte des parties molles de la plaie !; le manque de symptômes inflammatoires initiaux, de toute tuméfaction, de la formation d'ulcères avant la putréfaction, le manque d'une inflammation limitante, d'un autre côté l'infiltration diffuse précoce de toute la région de la plaie en plus de l'engorgement limité aux bourgeons charnus, tranchent la question, par exemple dans une plaie d'opération de taille, pour savoir s'il y a sphacèle par infiltration urineuse ou pourriture d'hôpital.

Cette affection ne peut guère être confondue avec un phlegmon aigu dans le voisinage d'une plaie et se terminant par une gangrène. Dans le phlegmon une inflammation simple, primitive du pourtour de la plaie arrivée à son plus haut degré, amène subitement par son intensité la mort par gangrène de toute la région enflammée avec toutes les parties molles qu'elle contient ; dans la pourriture ce n'est que peu à peu que, dans une inflammation spécifique, il se fait avec tous les caractères décrits plus haut, une destruction gangréneuse allant de la superficie à la profondeur.

Le diagnostic entre la gangrène par compression et la gangrène nosocomiale est un peu plus difficile ; surtout en présence d'une perte de substance provoquée par un décubitus prolongé et que l'on peut supposer une infection spécifique de cette plaie.

Une violente douleur recommençant brusquement dans cette région, persistant même quand le malade ne repose pas sur la plaie, avec un redoublement de fièvre que le cours de la maladie primitive n'explique pas, doit attirer l'attention sur cette plaie. Si jusqu'alors il n'y a eu dans le fond de cet ulcère que des parties molles mortifiées et entre elles des granulations pâles, flasques, et autour des bords légèrement œdématiés ou taillés à pic et décollés, on voit quand il y a complication de pourriture un gonflement phlegmoneux des environs de la plaie avec infiltration et coloration rouge foncé, la peau déchiquetée, rongée, la surface de l'ulcère recouverte d'une couche d'un gris sale, inégale. Tout doute cesse, s'il se produit de nouveaux ulcères qui agrandissent la plaie en dehors de toute nouvelle compression.

Il existe quelques observations où le diagnostic a été pendant quelque temps incertain entre la gangrène noso-comiale et des tumeurs farcineuses suppurées ou des ulcères morveux, nés de la suppuration secondaire des ganglions lymphatiques. Mais dans ces cas le manque d'étiologie, de signes d'une infection primitive, de douleurs rhumatoïdes musculaires ou articulaires, de toute trace de lésion de la muqueuse nasale ; la présence d'un enduit plusieurs fois tombé et reproduit doivent écarter toute incertitude.

Reconnaître les premiers signes d'une pourriture à forme pulpeuse n'est pas toujours chose facile. Souvent on a méconnu ces symptômes ; il vaut mieux traiter la plus petite dégénerescence ulcéreuse des bourgeons comme un premier degré de pourriture, que de s'exposer, par une expectation dangereuse, à de vastes pertes de substance.

Quelles sont les altérations des plaies que l'on confond le plus facilement avec les débuts d'une pourriture d'hôpital ?

En première ligne, cet état défini par ce terme vague mais très-usité de *mauvais aspect de la plaie.*

L'étude locale des maladies des plaies et des bourgeons charnus, surtout au point de vue étiologique et microscopique, est encore assez peu avancée pour qu'on soit obligé de renoncer à une description précise et nette. Ce n'est guère que dans ces derniers temps qu'on a commencé à s'en occuper, mais les recherches sont loin d'être complètes.

Le plus souvent, par mauvais aspect d'une plaie on veut

dire : mortification des parties superficielles d'une plaie fraîche ou d'une portion de la couche bourgeonnante d'une plaie en suppuration. Dans les plaies récentes, surtout tant que les parties mortifiées n'ont pas été éliminées, il peut être difficile, pendant un certain temps, de décider s'il y a infection de pourriture d'hôpital ou simple mortification des éléments superficiels. Le doute est encore augmenté quand la mortification persiste pendant quelque temps chez un individu affaibli, dont la plaie fortement contusionnée n'a provoqué qu'une réaction peu intense des parties voisines, et que de plus il s'y joint un phlegmon avec manifestations fébriles. Mais le gonflement et la rénitence d'une plaie atteinte de pourriture d'hôpital, avant de s'être nettoyée, l'état de sécheresse qu'elle prend et plus tard la sécrétion mince et corrosive, l'odeur spéciale, la violente douleur, l'apparition précoce sur une plaie récente gangréneuse de phénomènes septiques ou érysipélateux, fixent le diagnostic de pourriture. Au contraire lorsque le fond de la plaie n'est pas dur, qu'elle commence à sécréter un pus épais, mélangé à des fragments de tissus mortifiés, sans odeur particulière, avec une douleur modérée en rapport avec le degré des phénomènes inflammatoires, il n'y a certainement qu'une simple mortification des tissus. Enfin la destruction ulcéreuse et envahissante enlève le dernier doute.

On trouve cette mortification des granulations à l'entrée des fistules qui conduisent sur des corps étrangers, des séquestres, ou bien après une contusion des granulations pendant le pansement ; dans des irritations mécaniques ou chimiques ; elle disparaît par fonte moléculaire dès que la cause est supprimée. Mais pendant toute sa durée, ainsi que je l'ai dit ailleurs, la plaie conserve une grande aptitude à être infectée et la transition de la nécrose à la pourriture d'hôpital peut être insensible.

Tant que la mortification est simple, il n'y a pas de gonflement ni d'induration de la portion de la plaie recouverte d'un enduit gris, cette partie ne fait pas saillie sur le reste, mais ne présente qu'un relâchement dans sa texture sans phénomènes inflammatoires et sans fièvre.

Un état de la plaie assez voisin du précédent est un gonflement circonscrit et une coloration grisâtre des bourgeons charnus, quand sous la couche granuleuse ou dans son voisinage, il se fait une petite collection de pus. Il peut alors se produire un véritable engorgement de corpuscules de pus dans la couche des bourgeons et quand le pus retenu se décompose, il se fait une destruction ulcéreuse des granulations, qui ne s'arrête qu'avec l'évacuation du pus. Un pareil cas ne se distingue plus anatomiquement de l'engorgement produit par une pourriture commençante et on peut avec raison établir, entre cet engorgement simple et celui produit par une infection spécifique, venue du dehors, la même corrélation qu'entre un érysipèle produit par une accumulation du pus et disparaissant avec l'évacuation de celui-ci et un érysipèle infectieux. Il existe un engorgement cellulaire bénin et un engorgement infectieux par pourriture d'hôpital, le premier pouvant facilement passer au second tout comme un érysipèle, suite de rétention de pus, peut s'étendre, même après l'évacuation de celui-ci, et prendre un caractère typhique.

L'eschare due à l'application d'un caustique ne sera pas confondue avec une fausse-membrane de pourriture. Mais il est très-difficile de pouvoir dire, si sous une eschare produite par un caustique, il y a ou non récidive. Il arrive souvent que l'on recautérise une plaie quand, deux ou trois jours après la première cautérisation, l'eschare ne se détache pas, par atonie et affaiblissement de l'économie, surtout quand cette cautérisation a développé par son irritation un gonflement œdémateux de la plaie. Les cautérisations réitérées intempestivement ont même tué des malades par marasme, sans que leur plaie ait pu se débarrasser de ses eschares.

Cependant d'un autre côté, on peut sous ces eschares, laisser germer un nouveau foyer de pourriture qui continue à s'étendre protégé par cette couenne. Il faut songer à cette éventualité quand la plaie recouverte de son eschare se boursoufle au lieu que la destruction complète des parties infectées doit amener le dégonflement. Cette repullulation sous l'eschare arrive assez fréquemment après l'usage des acides comme caustiques, et cela tient à l'adhérence solide et durable de l'eschare couenneuse et sèche des acides.

Les pansements excitants, trop longtemps continués sur une plaie, y produisent des altérations que l'on peut confondre avec les débuts de la pourriture et qui, en temps d'épidémie, certainement facilitent l'infection. Dans toute irritation, même mécanique, d'une plaie, il se fait une hypérémie des bourgeons qui deviennent rouges et brillants, saignent facilement, il se forme des exsudats, des coagulations des liquides plasmatiques et une accumulation de corpuscules de pus dans les bourgeons charnus. La plaie, par suite, se recouvre d'un dépôt couenneux qui simule une fausse membrane.

Si l'on écarte à temps la cause de ces altérations en les remplaçant par des applications chaudes, humides et non irritantes, les produits de nouvelle formation tomberont et la plaie redeviendra bonne. Dans le cas contraire, le processus s'étend, la sécrétion du pus s'arrête, et l'on est tenté de considérer et de traiter ces phénomènes comme de la pourriture à laquelle du reste, ils ressemblent beaucoup.

Mais le caractère bénin de ces phénomènes, l'absence de propriétés infectieuses, de toute tendance à l'extension aux bords de la plaie mettent sur la voie du diagnostic.

Sous l'influence d'un trouble survenu dans les fonctions

digestives d'un blessé, il n'est pas rare de voir sa plaie se recouvrir d'une mince couche blanche qui s'efface aussitôt que l'embarras gastrique a disparu.

Quand les blessés sont atteints d'une complication fébrile plus grave, telle que la fièvre typhoïde, la variole, on observe à la surface des plaies une destruction de la couche granuleuse des bourgeons charnus, et aussitôt que la maladie générale a disparu, d'autres granulations de bonne nature prennent naissance. La relation de la maladie générale avec la lésion locale devra mettre sur la voie du diagnostic.

Enfin le diagnostic entre la diphthérie et la pourriture d'hôpital est très-difficile, surtout quand les bords de la plaie atteinte de diphthérie, se gonflent, deviennent douloureux et d'un rouge violet, en même temps qu'ils sont envahis par un érysipèle. L'incertitude sera plus grande encore lorsque les couches les plus superficielles des fausses membranes diphthériques, se ramollissant et se putréfiant changent de couleur, prennent une coloration noirâtre et exhalent une grande fétidité.

Il faut considérer que dans la diphthérie les fausses-membranes exsudées à la surface du derme sont séreuses et lactescentes à leur début, et ressemblent un peu plus tard aux fausses membranes mollasses de la pleurésie. D'abord mince, cet exsudat devient de plus en plus épais, les couches qui se forment profondément soulevant celles qui ont été sécrétés les premières. Quoique très-adhérent à la partie sur laquelle il siége, il ne l'ulcère pas. Enfin, il n'est pas rare que, en même temps ou peu après, il s'en forme sur la muqueuse nasale, pharyngienne, trachéale, vaginale : dans quelques cas mêmes ces manifestations du côté des muqueuses précèdent. Avant que ces exsudations fibrineuses n'apparaissent, on constate presque toujours, chez ceux qui en sont atteints, de la tristesse, de la torpeur et une lassitude extrême, les fausses membranes ne sont pas inoculables, ainsi que l'ont établi les expériences faites sur euxmêmes par Trousseau et M. Peter. La diphthérie est seulement contagieuse; tandis que la pourriture est à la fois inoculable et contagieuse, l'exsudation pseudo-membraneuse diphthéritique est la conséquence d'une intoxication générale de l'économie se traduisant par une altération particulière du sang, signalée par M. Millard, puis par de l'albuminurie. Dans la gangrène nosocomiale, il n'y a pas d'albuminurie ; la maladie reste le plus souvent locale, et quand des phénomènes généraux surviennent, ces accidents sont des symptômes d'infection putride succédant à l'altération de la plaie.

Je termine en insistant encore sur la nécessité de nouvelles recherches sur les différences existant entre la diphthérie et la gangrène nosocomiale.

PRONOSTIC, MORTALITÉ, DURÉE.

Il est difficile de dire d'avance quelle sera l'issue d'un cas même léger, car on ne sait jamais quel retentissement l'affection aura sur l'économie. Les cas les plus rapides, avec gangrène étendue, sont les plus dangereux.

Il faut avoir égard aux circonstances plus ou moins favorables facilitant l'absorption des matières septiques, aux forces de résistance de l'individu. Il est des cas où la septicémie s'est déclarée peu de jours après l'infection, des malades sont morts quand la décomposition n'avait encore fait sur la plaie que peu de progrès.

Enfin une médication intempestive, soit par expectation, soit par une intervention trop énergique, peut également devenir funeste.

Pour établir un pronostic il faut considérer :

1° L'âge et l'état des forces du malade. Les vieillards traversent difficilement une pourriture.

Sur 80 malades observés, 4 avaient plus de 60 ans. Trois moururent, le 4ᵉ n'échappa que grâce à un état de forces encore bien conservées, et à la moyenne intensité de sa pourriture.

Par une suppuration prolongée et de grandes hémorrhagies des malades de tout âge peuvent perdre toute aptitude à la résistance.

2° Les affections constitutionnelles héréditaires ou acquises, même à l'état latent, donnent une mauvaise tournure à la pourriture.

Sur 16 malades qui moururent de gangrène nosocomiale, 6 étaient tuberculeux, 4 moururent par des complications pulmonaires, dues sans aucun doute à leur pourriture.

Outre ces six malades qui moururent, trois autres parmi les 80 étaient encore tuberculeux. Ils guérirent mais leur affection fut remarquablement longue ; le mal guéri en un point reparaissait à un autre.

3° La forme et la situation de la plaie ; l'état de celle ci au moment de l'infection. Les plaies plates, superficielles sont plus favorables que des plaies anfractueuses, en séton. Le pronostic s'aggrave encore quand des couches étendues de tissu cellulaire, des gaînes tendineuses, des bourses muqueuses accolées à des articulations, des cavités naturelles, des articulations avoisinent la plaie ou communiquent avec elle. Il en est de même quand la réaction est faible. La pourriture s'insinue dans les profondeurs, amène des dégâts considérables et menace d'une infection générale.

Parmi les opérations chirurgicales, la résection compliquée de pourriture a donné des cas de mort nombreux.

Sur seize décès, il y avait sept résections, et seulement trois amputations.

Le voisinage des gros troncs vasculaires augmente le danger.

4° La persistance des causes extérieures qui ont amené l'infection aggrave le pronostic. Je range dans ces causes, le séjour continué du malade dans la salle où il a été infecté, le contact permanent de ce malade avec d'autres récemment contaminés. Souvent il a fallu changer l'appareil dans le quel le blessé avait été infecté ; il est utile de le placer dans une autre salle, de changer la literie, et enfin la plus grande propreté ne saurait être trop recommandée.

On a tour à tour affirmé et nié que la pourriture puisse guérir spontanément. Les uns disent que, sans traitement, la mort arrive toujours par infection, par hémorrhagie ou par épuissement.

Je crois ce pronostic trop défavorable. Des cas traités par des compresses trempées dans de l'eau chaude se sont d'abord étendus en surface, et en profondeur, puis, sans aucune modification dans le traitement, la plaie s'est nettoyée et le malade a guéri.

Cependant il ne faut pas compter sur cette éventualité qui ne doit aucunement autoriser l'expectation.

On ne peut pas affirmer non plus qu'un traitement institué à temps et rationnel guérisse à coup sûr ; depuis Delpech, presque tous les auteurs ont remarqué que certains cas résistaient aux traitements les plus expérimentés et les plus accrédités. Des auteurs disent que le chirurgien est absolument le maître d'arrêter la gangrène nosocomiale ; c'est une erreur, ces auteurs n'ont eu qu'une épidémie bénigne ou un champ d'expérience restreint ; autrement ils auraient vu des cas rester rebelles aux traitements qui pendant longtemps ont réussi.

La pourriture d'hôpital récidive facilement ; un malade peut avoir cinq, six récidives séparées par des intervalles pendant lesquels la plaie avait bonne mine ; ou bien la plaie se nettoyait en un point, et était reprise dans un autre.

La durée de cette affection est par suite très-variable, et une moyenne ayant quelque valeur est impossible à donner ; la durée la plus courte de la forme pulpeuse a été de quatre jours, la plus longue de vingt-neuf jours. Pour la forme ulcéreuse elle a été de cinq jours à quatre-vingt-dix-sept jours.

La mortalité est variable selon les épidémies ; dans les unes les décès forment la majorité ; dans d'autres une petite minorité. Cela explique les divergences que l'on voit dans les statistiques.

Demme donne pour les ambulances de Constantinople, de Montpellier une mortalité de 40 à 60 p. 0[0. Sur 31 blessés, soignés pour la pourriture d'hôpital à l'hospice Saint-François de Milan, pendant 1859, 25 moururent, ce qui donne environ 80 p. 0[0. Dans d'autres hôpitaux italiens la mortalité pendant cette même année n'a été que de 25 p. 0[0. Dans l'épidémie observée en 1850 à Prague, elle fut de 38 p. 0[0. A la Charité de Berlin, 18 p. 0[0. A Heidelberg, 18 p. 0[0.

La pourriture d'hôpital peut laisser des suites qui ne peuvent être écartées que par de nouvelles opérations ; telles que l'amputation à cause de l'ulcération de la peau tout autour d'un membre, ou une perforation, et une suppuration d'une ou de plusieurs articulations ; on peut être obligé de faire des ligatures en différentes régions comme unique moyen de parer aux hémorrhagies.

Il se fait souvent une nécrose partielle ou totale des os ; une ankylose des articulations, des paralysies musculaires ; des troubles de sensibilité de régions entières ; des névralgies par compression ou tiraillement des nerfs ; des déformations des extrémités.

J'ai examiné la durée des cas isolés, il me reste à voir la

durée d'une épidémie. Celle-ci dépend de plusieurs circonstances que l'on peut supposer mais non démontrer ; sur lesquelles on n'a que peu d'influence.

On ne sait pas pourquoi dès le début souvent l'épidémie est grave, tandis que d'autres fois les cas graves sont la grande exception ; ni pourquoi dans telle ville, et dans tel hôpital elle dure pendant des mois. tandis qu'ailleurs elle s'éteint au bout de quelques semaines.

Les plus grandes précautions hygéniques sont indispensables telles que l'isolement, des instruments spéciaux, une minutieuse proprété, mais cela ne suffit pas. Elles diminueront le nombre des cas, leur gravité, mais pas d'une façon absolue. En somme les épidémies présentent des caractères très-divers dont la nature n'est pas encore bien connue.

Cependant en comparant les épidémies d'autres fois avec celles d'aujourd'hui on voit que les récentes sont plus bénignes, que la forme pulpeuse devint plus rare;|cela tient à ce que l'on connait mieux les phénomènes initiaux de l'affection, et qu'on la combat à temps pour empêcher le développement de la forme pulpeuse.

TRAITEMENT

Le traitement de la pourriture d'hôpital a été, dans ces dernières années, l'objet de nombreux travaux. Je tâcherai d'en citer le plus grand nombre dans l'exposé que je vais faire.

Une première question est à résoudre. Existe-t-il des mesures prophylactiques contre cette maladie ?

Pour ceux qui croient que la pourriture est essentiellement contagieuse et ne se propage que par une contagion fixe, ces mesures ont une importance capitale.

Pour ceux qui, outre la contagion, voient encore le

miasme, la prophylaxie devient moins importante tout en ne pouvant être niée. Dans cette hypothèse, et je la crois la plus juste, les seules mesures à prendre sont : d'empêcher, si cela est possible, la diffusion du principe infectieux à partir des premières plaies atteintes, cette diffusion se faisant par voie de contagion.

La première chose à faire dans ces cas est d'éloigner la malade de son entourage, de son milieu, du lit dans lequel il a été infecté, dès l'apparition des symptômes de pourriture; de l'isoler dans un endroit bien situé, facilement aérable.

Cet endroit peut être une salle, une tente, une baraque, cela a moins d'importance qu'on ne croit; l'essentiel est qu'il soit situé loin des salles des autres malades, qu'il soit facilement aéré, et que la plus minutieuse propreté y régne partout.

Une tente ou une baraque ne sont préférables que parce qu'ils isolent mieux les malades, mais ne mettent nullement les blessés qui y sont à l'abri de l'infection; de nombreuses observations le prouvent.

Une question qui a été encore fortement discutée dans ces derniers temps, est celle de savoir s'ils n'est pas préjudiciable de réunir tous les gangréneux dans un même local. Certains chirurgiens préfèrent disperser les malades atteints dans tous les autres services, plutôt que de les réunir tous dans une même salle.

Il est évident que si on pouvait mettre chaque malade dans une salle spéciale, il y aurait tout bénéfice; mais ces conditions ne sont malheureusement pas réalisables dans les services hospitaliers; mais je crois qu'il vaut encore mieux les réunir dans un quartier spécial que de les disperser dans les autres services.

Dans ce quartier spécial régnera la plus grande propreté, on y attachera des infirmiers spéciaux; les instruments, les objets à pansement, la literie ne serviront que là, et

pour aucun autre malade. On désinfectera souvent, l'aéra-
tion sera bien entretenue. Voilà, je crois, les seules mesures prophylactiques efficaces que l'on puisse prendre.

Le traitement, proprement dit, doit surtout être local. Il
n'en a pas toujours été ainsi; autrefois, croyant à l'infection
primitive du sang, et ne connaissant ni le poison, ni l'anti-
dote, les chirurgiens administraient des fébrifuges: quinquina; des résines : copahu, térébenthine; de l'arsénic, de
l'acide nitrique en solution très-étendue.

Plusieurs auteurs modernes admettent encore le caractère
général de la pourriture (Maupin, Marmy). Ce dernier traite
ses malades par l'ipéca, les purgatifs, la saignée, le sulfate
de quinine, le calomel dans certains cas.

Je crois, quant à moi, que le traitement doit surtout être
local, tout en ne niant pas qu'il arrive assez fréquemment
des cas où l'état général, consécutivement altéré, nécessite
un traitement général.

Le traitement local est varié comme la pourriture l'est
elle-même dans ses évolutions; il ne peut et ne doit pas être
unique, au contraire il doit être varié selon le degré et la
forme que présente la maladie.

Le but du traitement est d'anéantir l'agent infectieux sur
la plaie, et d'opérer l'élimination des parties déjà infectées
et mortifiées.

La destruction du fond de la plaie est incontestablement
le meilleur moyen et presque le seul indiqué dans une
pourriture gagnant les parties profondes, mais il est loin
d'être le seul.

L'élimination des parties mortifiées peut s'opérer par les
seuls efforts des tissus environnant la plaie, dès que le
poison a épuisé son action, ou qu'il a été détruit par des
moyens externes. On doit donc chercher à réaliser cette
élimination spontanée.

Je distinguerai des méthodes de traitement par des médicaments, par l'art chirurgical, et je les divise :

1° Traitement par abtersion ;

2° Traitement désinfectant ;

3° Méthode irritante, excitante ;

4° Cautérisation ;

5° Enlèvement des tissus mortifiés ;

6° Amputation.

1° Dans cette méthode, on cherche à éloigner par des pansements fréquemment renouvelés, les détritus qui couvrent la plaie. Dans ce but, toutes les heures ou toutes les deux heures, on nettoie la plaie avec de l'eau tiède, en se servant de préférence d'un irrigateur. D'autres fois, on plonge la plaie malade dans un bain tiède toutes les demi-heures, ou bien tous les quarts d'heure on renouvelle sur la plaie des compresses imbibées d'eau tiède.

Les cataplasmes peuvent aussi servir, bien qu'ils donnent peut-être facilement de la malpropreté. Les bains locaux prolongés, qui ont été proposés, sont à rejeter; car la sanie qui se dissout dans l'eau finit par rendre celle-ci irritante. L'irrigation permanente avec de l'eau tiède est à abandonner également; son installation est difficile et par l'évaporation qu'elle produit à la surface de la plaie, elle produit une sensation de froid désagréable.

Ces bains tièdes et ces compresses, fréquemment renouvelés, ont l'avantage d'entretenir une température égale et assez élevée autour de la plaie ; on provoque ainsi un afflux de sang qui favorise l'élimination des parties mortifiées et diminue les douleurs en diminuant la tension des tissus.

Le froid a été employé également, mais avec beaucoup moins de succès, il est douloureux et d'une application continue difficile.

La chaleur sèche et humide a été autrefois déjà employée méthodiquement. M. Guyot (*Traité de l'incubation et*

de son influence thérapeutique, 1840) a construit un appareil
dans lequel la plaie est soumise à un courant d'air permanent maintenu à une température constante de 28° c.

Debrou et Robert ont employé cet appareil avec succès ;
il n'a qu'un inconvénient, c'est de ne pouvoir être employé
que sur les extrémités.

2° Les *désinfectants*, les *remèdes antigangréneux* ont été
employés depuis que la pourriture d'hôpital est décrite
comme maladie distincte.

Le remède le plus usité était le charbon végétal pulvérisé
qui, pendant quelque temps, a joui d'une certaine vogue.
C'est du charbon de tilleul que l'on mettait sur la plaie en
couches épaisses (Dussaussoy, Bobilier, Delpech, Pitha).
Le charbon absorbe la sanie et les gaz de la putréfaction
quand ils se trouvent à la surface de la plaie, mais c'est
tout, son action ne pénètre pas plus profondément, et son
application est incompatible avec la grande propreté si recommandable ici. Cependant, Pitha fait remarquer que le
charbon calme considérablement la douleur ; ce fait serait
digne de remarque, mais il ne paraît pas, d'après des observations récentes, être absolument confirmé. Ce chirurgien
ajoutait souvent au charbon de l'opium brut en poudre en
parties égales. D'autres substances ont encore été fréquemment mélangées avec le charbon, telles que du camphre,
de la myrrhe, de la poudre d'écorce de quinquina, de l'a-
cide citrique, de la térébenthine ; des caustiques, en particulier le chlorure de zinc.

A côté du charbon, on a beaucoup employé l'écorce de
quinquina en poudre, parce qu'on avait observé de bons effets dans la gangrène ordinaire. On lui attribuait une action tonifiante, antiputride, absorbante. Delpech, dans son
mémoire, s'élève contre l'emploi de cette substance, à laquelle il n'a pas trouvé les propriétés qu'on lui attribuait.

Les préparations chlorées sont des désinfectants plus actifs que les précédents. On s'est servi tout d'abord de l'eau de chlore et de solution de chlorure de calcium. Plus tard, sur les indications de Laborde on s'est servi du chlorate de potasse, et enfin, des chlorures. On a employé ces préparations à divers degrés de concentration, elles enlèvent incontestablement la mauvaise odeur des plaies, mais ne paraissent pas agir sur le mal lui-même, elles détruisent les produits de la putréfaction et, sous ce rapport, peu d'antiseptiques les approchent.

Dans ces dernières années, la permanganate de potasse a été beaucoup vanté, surtout en Angleterre et en Amérique, de là, il a été essayé partout. Il enlève également l'odeur pénétrante des plaies atteintes de pourriture, mais son action est fort peu durable, après un quart d'heure elle est épuisée. On n'est pas encore d'accord sur son mode d'action ; selon les uns, les substances organiques réduisent le permanganate et en font du manganate ; par une réduction plus complète, le potassium finit par être mis en liberté, il se combine avec les acides gras, produits de le putréfaction et les rend inoffensifs. D'après d'autres, l'oxygène, mis en liberté, étant ozonisé, exercerait une action antiputride. Enfin, dans ces derniers temps, on a dit que le permanganate agit, en tuant les parasites auteurs de la putréfaction. D'après les dernières expériences, on peut dire que ce sel n'a aucune action dans la forme ulcéreuse, dans les formes pulpeuses moyennes, il a paru agir en changeant la quantité et la consistance du pus, enfin, il désinfecte réellement, quoique d'une façon peu durable.

L'antiseptique souverain de l'époque actuelle est l'acide phénique. Avant lui, on avait employé la créosote et l'acide pyroligneux avec de bons résultats. Demeau et Corne (Comptes-rendus de l'Académie des sciences, juillet 1859) ont vanté le coaltar (goudron de houille et plâtre frais), Velpeau y a ajouté de l'huile d'olives et en fit une pâte,

M. Lebœuf, une émulsion, Marmy, une pommade (pommade de goudron).

Mais actuellement, l'acide phénique tient la tête. Agit-il comme désinfectant et comme pouvant prévenir la putréfaction ou bien a-t-il réellement une action curative dans la pourriture d'hôpital? Je crois à la première vertu.

Comme désinfectant, on l'emploie en solution à 2 et 3 0/0. Pour détruire les monades et les ferments, à 5 et 10 0/0. Il est utile d'ajouter un peu d'alcool pour faciliter la dissolution dans l'eau. D'après les expériences récemment faites de M. Heine, on peut admettre que l'acide phénique est un excellent désinfectant, qu'il empêche la production de la putréfaction, mais n'a pas d'action spécifique contre la gangrène nosocomiale. Il est plus actif que le permanganate; est à peu près l'équivalent des préparations chlorurées. Les cautérisations avec l'acide cristallisé sont peu recommandables, elles sont très-douloureuses et l'eschare très-adhérente résiste longtemps sans se détacher.

On a employé encore le vin aromatique, l'alcool camphré (Marmy), l'acide citrique, l'acide acétique.

En résumé, les désinfectants sont d'excellents moyens adjuvants, mais on aurait tort de s'en remettre entièrement à eux dans des cas un peu graves.

3° *Médication irritante, excitante.* Elle ne doit servir que dans des cas où une plaie atonique est atteinte superficiellement, les bords étant encore intacts; ou dans d'autres où l'engorgement de la plaie reste quelque temps stationnaire, dans tous les autres cas elle est absolument à rejeter. Delpech a déjà formulé ces indications; il l'employait surtout dans les cas ulcéreux, quand toute la plaie n'était pas encore atteinte. Dans les cas atoniques, quand le mal n'avance ni ne recule, les excitants ont eu une bonne influence; de même que pour accélérer la chute d'une eschare provenant d'une cautérisation.

Wolff.   7

Delpech employait le vinaigre, l'acide acétique, l'acide citrique, des solutions étendues d'acides minéraux, acides sulfurique, chlorhydrique, azotique, l'onguent égyptiac. Thomson a employé l'huile de térébenthine, ainsi que Dussaussoy et Bruninghausen, soit pure, soit mélangée avec de l'écorce de quinquina en poudre. Pitha repousse la térébenthine. Wenzel, Bruninghausen, M. Netter, emploient le camphre en poudre. Ollivier s'en est également servi, il le trouve faible. J'ai dans mes observations quelques cas qui se sont amendés par ce traitement. On a employé encore l'alcool camphré, le vin camphré, le vinaigre camphré. Je puis citer plusieurs de mes observations dans lesquelles l'alcool camphré a réussi. Ollivier a encore employé le styrax, dans une de mes observations, aussi cet onguent a favorisé l'élimination des parties mortifiées. D'autres ont employé le vin aromatique (Marmy), le jus de citron (Robert), cherchant à substituer une inflammation franche à l'inflammation diphthéritique. M. Herrgott, professeur à Nancy, s'est également servi avec avantage du jus de citron, pendant le siége de Strasbourg. Qu'il me permette de lui exprimer ici toute ma reconnaissance pour la bienveillance qu'il m'a toujours témoignée.

L'huile de térébenthine a été récemment essayée dans 50 cas, 25 d'entre eux furent notablement améliorés dans l'espace de quelques jours. Elle paraît agir par l'ozone qu'elle contient. On l'emploie de la manière suivante : on lave la plaie, on la sèche, puis avec un pinceau légèrement imbibé d'huile pure, on passe plusieurs fois sur les points malades ; il faut éviter de toucher les bords de la plaie. Elle cause généralement peu de douleur.

L'onguent basilicum a été également employé, il agit par la térébenthine qu'il contient.

L'iode et le brome ont été rangés alternativement parmi les irritants et parmi les caustiques.

M. Salleron en fait des irritants.

La teinture d'iode a été fréquemment employée dans les dernières années ; mais elle n'a d'efficacité que dans les cas peu graves et est quelquefois assez douloureuse. Elle a été employée d'abord par Marmy, Saurel, Surdun, Marchal de Calvi, Larrey. Marmy la recommande dans sa forme ulcérante couenneuse, mais si les résultats se font attendre, il l'abandonne immédiatement. La solution alcoolique de brome a été fréquemment employée par les Américains. Elle commence à être délaissée. Goldsmith et Thomson s'en louent beaucoup.

Le perchlorure de fer a été très-vanté par M. Salleron, qui lui donne comme propriété d'irriter la plaie et d'y faire affluer les liquides. Ce sel a, pour cet auteur, deux actions : l'une, épispastique, l'autre, antiputride.

Ces actions ne paraissent pas s'être toujours vérifiées

Les compresses imbibées d'eau chaude ont encore été employées comme excitants faibles, agissant par l'hyperémie qu'ils provoquent.

En résumé, cette méthode n'a qu'une importance secondaire, elle peut commencer un traitement quand on ne veut pas débuter par les caustiques ; quelquefois on l'intercale entre deux applications de caustique ; quelquefois encore elle succède à leur emploi.

4º *Cautérisation.* — C'est le mode de traitement le plus employé, pour quelques-uns le seul usité. Par cette méthode on cherche à détruire l'agent infectant et les parties infectées, anéantir ainsi l'affection d'un seul coup en sacrifiant toute la partie malade. On a fait de cette médication une vraie panacée universelle, en ne trouvant qu'un reproche à lui faire : l'excessive douleur qu'elle cause aux malades. Cependant, cette méthode, comme toutes les autres, compte des insuccès. On peut en attribuer la cause à ce que toutes les parties malades n'ont pas été détruites, et cela arrive assez facilement, car on ne sait pas à quelle profondeur on descend quand on plonge le cautère dans la masse pulpeuse qui recouvre une plaie. On devrait pouvoir trouver dans l'eschare un signe qui indique si sous celle-ci le mal ne continue pas ses ravages. Il faut ajouter encore qu'une fausse membrane épaisse est souvent difficilement traversée par le cautère. Enfin, la forme et la situation de la plaie, le voisinage d'organes importants empêchent souvent l'emploi des caustiques. Enfin il arrive, ce que j'ai déjà mentionné, que l'eschare se détache lentement, la plaie réagit faiblement, on croit à la formation d'une nouvelle fausse membrane, et l'on renouvelle intempestivement l'application du caustique. Cette erreur peut conduire à des résultats déplorables ; elle est d'autant plus facile que quelques caustiques forment une eschare très-lente à se détacher. D'un autre côté, une cautérisation trop énergique peut donner naissance à un processus inflammatoire phlegmoneux ou érysipélateux. Enfin, le voisinage d'organes importants nécessite l'application d'autres moyens de traitement.

On a divisé les caustiques en caustiques potentiels : acides caustiques, bases caustiques, sels métalliques ; en cautère actuel.

Les acides minéraux sont employés depuis fort longtemps ; on se servit d'abord de l'acide chlorhydrique. Delpech dit que les chirurgiens anglais du commencement de ce siècle l'ont beaucoup vanté (Guthrie surtout). Delpech lui-même ne l'a pas expérimenté. Kieser et Brugmans le vantent. Robert s'en est servi avec quelque succès.

L'acide sulfurique n'a jamais été bien prisé. Werneck et Delpech s'en sont servis en solution étendue pour exciter les plaies. Ollivier a obtenu des succès dans deux cas graves.

L'acide nitrique a été très-employé. Gerson le vante

déjà en solution au cinquantième. Vidal conseille l'application de petits tampons de charpie imbibée d'acide con-
centré dans la pourriture à forme pulpeuse. Pitha compte
des insucès. Fischer se sert d'acide nitrique fumant en
chloroformisant ses malades. Demme recommande, d'après
ses expériences, les acides sulfurique et nitrique. M. Heine
est peu partisan des acides minéraux en général, la douleur
que cause leur application est excessive, la réaction inflammatoire souvent très-vive; la plaie se nettoie très-lentement.

L'acide chromique a été récemment vanté, il paraît faible.

Delpech reproche aux acides une action incertaine, trop
limitée et difficile à guider. Marmy les accuse d'exciter
trop la plaie sans provoquer d'inflammation démarcante
bien nette, comme le fait par exemple le fer rouge. Leur
action ne peut être non plus aussi bien limitée que celle
du fer rouge, et ils sont plus douloureux. Ils pénètrent
assez difficilement dans la profondeur, et forment une eschare trop longtemps adhérente.

Je préfère pour ma part également, aux acides, les caustiques dont l'action peut être mieux mesurée, qui donnent
une réaction plus franche, une eschare tombant vite et
qui causent moins de douleur.

Parmi les bases caustiques, la potasse a été seule employée surtout en forme de crayon. Delpech, déjà, et les
chirurgiens du premier empire, s'en sont servis. Actuellement elle n'est plus guère employée. Cependant, M. Heine
dit en avoir obtenu de bons résultats.

Les caustiques les plus actifs et les plus faciles à employer
sont les sels métalliques, et surtout le chlorure de zinc.
M. Heine, dans ses expériences, en a obtenu des résultats
très-satisfaisants, bien qu'il compte des insucès; quel est
le traitement qui n'en compte pas. Il a été employé sous
diverses formes; en solution à 1 sur 8,1 sur 16,1 sur
24 d'eau; d'autres n'ont ajouté d'eau que la quantité juste

nécessaire pour faire une pâte que l'on puisse appliquer avec des tampons de charpie; d'autres sous forme de pâte de Canquoin; on cite beaucoup de succès; en sera-t-il de ce remède comme de tant d'autres.

Marmy a employé le sulfate de cuivre en solution de 1 sur 25 d'eau.

Pitha s'est servi de la pierre vulnéraire de Hesselbach, composée de sulfate et d'acétate de cuivre, de sulfate de fer, d'alun et de sel ammoniac fondus en une masse uniforme et durcie par la réfrigération. On pulvérise les fragments pour s'en servir.

On s'est servi encore de la liqueur de Villate, qui contient du sulfate de cuivre, du sulfate de zinc ãã 15 grammes, de l'acétate de plomb liquide, 30 parties dans 200 parties de vinaigre.

Les autres caustiques, azotate d'argent, sublimé corrosif ne sont pas recommandables, leur action est trop incertaine.

Le cautère actuel est préféré par la plupart des auteurs, à cause de sa facilité d'application et de sa sûreté d'action.

Pour avoir un résultat certain, il faut tout détruire, ce dont on n'est pas toujours sûr, pénétrer à travers toute la couche des tissus malades. Il est contre-indiqué quand il ne peut pénétrer dans toutes les anfractuosités de la plaie. L'application n'en est pas possible dans tous les cas; il n'est pas indiqué dans les cas légers ulcéreux, dans les cas avec couenne épaisse et sèche, dans les cas atoniques qui saignent facilement.

La meilleure indication du fer rouge est l'existence d'une bouillie épaisse sur la plaie, avec infiltration ichoreuse des environs, et inflammation phlegmoneuse des bords; c'est dans ces cas que l'on compte le plus de succès, mais à la condition de tout cautériser, jusque dans les plus petits recoins.

Le cautère a été préconisé par Pouteau, Percy, Dussaussoy, Delpech, Boyer, Dupuytren, Bégin, Renard, Sédillot, Larrey, Rust, Stromeyer.

Après l'emploi du fer rouge on compte des récidives comme après celui de tous les autres traitements.

5° L'*enlèvement* des tissus mortifiés et des fausses membranes a été pratiqué pour préparer la voie à la cautérisation; d'autres l'ont fait comme moyen curatif, à l'exclusion de tout autre traitement.

Dans le premier cas, c'est une pratique recommandable, car elle facilite l'action des désinfectants et des caustiques. Mais il faut y procéder avec beaucoup de ménagements et ne pas trop tourmenter la plaie à cause des hémorrhagies qu'on provoquerait et qui, pour l'application de caustiques et de désinfectants, gênent au moins autant que les débris de tissus.

Faire de cet enlèvement des parties malades un moyen de traitement rendant la cautérisation inutile a été suivi de succès dans quelques cas. Mais ce procédé reste exceptionnel qui peut être le mieux employé lorsqu'il n'existe encore que des îlots malades dans la plaie.

Quand les couches malades adhèrent intimement encore aux parties saines, les dégâts causés par cette opération seraient plus graves que si l'on ne faisait rien.

6° *Amputation*. — Quelques chirurgiens y ont eu recours pour des destructions énormes, quand des articulations sont ouvertes, de grandes portions d'os dénudés, quand des vaisseaux ont été ouverts. Larrey et Delpech en ont fait dans ces conditions, mais leurs résultats n'ont pas été brillants. MM. Maupin et Salleron en citent quelques cas provenant de l'expédition de Crimée, ils comptent des succès. M. Salleron a amputé un homme au quart inférieur de l'avant-bras, à cause de la gravité de sa pourriture d'hôpital; le moignon fut pris à son tour, le chirurgien alors n'hésita pas à désarticuler le coude, et cette fois avec succès. La guérison n'aurait-elle pu être obtenue autrement? Presque tous les chirurgiens modernes qui ont eu recours à ce mode de traitement, ont fait de tristes expériences. Pitha a vu son amputation suivie de récidive et de mort. Weber a fait la même expérience. Demme, cependant, cite deux guérisons qu'il a observées à l'hôpital de Saint-François, à Milan, en 1859.

Les recherches bibliographiques montrent que plus de la moitié des opérations publiées ont échoué.

En somme, l'extension exagérée de la destruction de la pourriture d'hôpital me semble exiger plutôt l'emploi de cautérisations énergiques ; lorsque la plaie s'est nettoyée, on peut recourir aux opérations nécessitées par les dégâts et ne les faire que sur des hommes vigoureux, non atteints de pyoémie ou de septicémie.

Le traitement général doit être tonique ; tous les remèdes débilitants doivent être rejetés. Un bon régime est ce qu'il y a de meilleur à opposer à l'action possible de l'affection locale sur l'organisme. Surtout chez des individus affaiblis il est indiqué de donner à côté d'une alimentation nutritive du vin vieux, du rhum.

L'écorce de quinquina et la quinine ont été beaucoup vantées, il est rare cependant qu'elle ait jamais exercé la moindre influence sur l'affection générale quand il s'en était produit. Cependant elles peuvent être indiquées dans les cas d'érysipèles concomitants.

A côté de la quinine, beaucoup de chirurgiens donnent à l'intérieur des acides minéraux ou végétaux ; ils ne sont pas inutiles dans les fièvres un peu vives.

Le traitement général doit encore chercher à diminuer ou à supprimer la douleur.

Endormir le malade pendant le renouvellement des pansements s'ils sont très-douloureux ; dans l'intervalle, faire des injections hypodermiques de morphine, ou donner du chloral à l'intérieur, telles sont les indications à remplir.

Avec l'atténuation de la douleur on obtient plus de calme chez le malade et partant un meilleur état général.

Je termine ce qui est relatif au traitement en disant que tous les remèdes qui ont été vantés contre la pourriture d'hôpital ont eu des succès, mais pour la plupart d'entre eux, sinon pour tous il est arrivé des cas où ils sont restés impuissants.

Ainsi, la poudre de camphre a donné à M. Netter, à Rennes, de nombreux succès. M. le professeur Richet (communication orale) compte également des succès par ce traitement.

Qu'on me permette de citer ces deux observations :

L. B., soldat au régiment étranger, né à Varsovie, âgé de 27 ans. Plaie de tête. Fracture du crâne. Pourriture d'hôpital. Blessé à Neuilly, le 16 avril 1871, par une balle qui l'atteint au-dessus de l'oreille droite, en creusant un sillon assez profond. Écoulement de sang abondant, pas de perte de connaissance complète, mais stupeur et hébétude. Il est transporté à Saint-Cyr où il resta huit jours. On y constate une plaie oblique, intéressant le pariétal droit au voisinage de son union avec l'occipital, au point où passe l'artère méningée moyenne. Plusieurs esquilles sont retirées à Saint-Cyr, et la plaie pansée avec l'acide phénique étendu.

Trois jours après son arrivée, la plaie devient grisâtre, fétide, exhale une mauvaise odeur; les bords se boursouflent et de la pourriture d'hôpital se déclare, avec quelques accidents généraux (fièvre, céphalalgie, inappétence).

Le traitement, dès le début énergique, consiste en lotions et en injections d'eau fortement chargée de perchlorure de fer. Malgré cela, le mal fait des progrès, la peau du cuir chevelu se décolle sur une grande étendue, les bords tuméfiés de la plaie se renversent ; le tout a un aspect fongueux et donne lieu à un écoulement de sanie abondante et fétide. Pourtant les symptômes généraux se bornent à de la céphalalgie et à des douleurs assez vives au niveau de la plaie ; il n'y a ni paralysie, ni stupeur; la fièvre est assez modérée, le moral excellent. C'est dans ces conditions que, pour le soustraire à la manifeste influence de l'épidémie de l'ambulance, on l'évacue sur Rennes, le 24 avril; il y arrive le 25, au matin.

La plaie est alors dans un état épouvantable. Sur 8 à 10 centimètres de longueur, règne le long de la région occipito-pariétale, un sillon profond, sanieux, grisâtre. Le cuir chevelu est décollé sur plusieurs centimètres de hauteur, et les bords sont tellement boursouflés que l'on peut à peine apercevoir le fond de la plaie. Au premier abord, le cas paraît des plus graves et presque désespéré. En effet, en soulevant les bords de la plaie, on sent avec le doigt une blessure profonde, et plusieurs esquilles osseuses détachées, que l'on enlève au moyen d'une pince. Dans le fond de l'ouverture, on aperçoit un fragment osseux détaché de la table interne, et qui semble beaucoup plus grand que les autres. Dans la crainte de déterminer des accidents de contusion cérébrale ou une hémorrhagie de l'artère méningée moyenne qui passe à ce niveau, on laisse le fragment en place, jusqu'au moment où l'état de la plaie permettra de mieux en apprécier la forme et les dimensions.

Le 25 avril, au matin, six jours après le début des accidents de pourriture d'hôpital, on introduit sous les lambeaux sphacélés une grande quantité de poudre de camphre. Il est à remarquer qu'au moment où se fait cette application, il n'y a pas à vrai dire d'inflammation véritable, mais une fluxion des tissus sans beaucoup de rougeur. Au toucher, la pression est un peu douloureuse, mais beaucoup moins que dans l'érysipèle du cuir chevelu, par exemple. Le reste de la plaie est pansé avec de la charpie sèche.

On prescrit de la limonade tartrique au blessé pour entretenir la liberté du ventre.

L'application du camphre excite une cuisson assez forte pendant une heure et demie environ. Journée et nuit assez tranquilles.

Le lendemain 26, une notable amélioration s'est manifestée. Les bords de la plaie et les parties molles circonvoisines sont beaucoup moins tuméfiées. Le mal ne s'est point étendu, et, sous l'injection d'eau, de nombreux détritus et débris de tissu cellulaire se détachent spontanément; sur un ou deux points, le travail de bourgeonnement commence à se produire. Le fond de la plaie reste toujours grisâtre et sale. Point d'accidents du côté du cerveau. On voit toujours l'esquille au fond, mais elle est masquée par les parties tuméfiées du voisinage.

27 avril. Même résultat. Les bords s'affaissent tous les jours, et les bourgeons charnus commencent à s'apercevoir. Le fond de la plaie se

déterge, et aujourd'hui apparaît du pus véritable mêlé à de la sanie séreuse.

28 avril. Les lambeaux de tissu mortifié continuent à s'éliminer. Le cuir chevelu, encore boursouflé, n'est plus décollé, et un travail de cicatrisation commence dans le fond. On peut dire qu'à partir de ce jour la pourriture d'hôpital est conjurée et ne fait plus de progrès.

Les jours suivants, le même travail d'élimination continue, et le 2 mai, toute la plaie apparaît recouverte de bourgeons charnus rosés, donnant lieu à une suppuration crémeuse et de bonne nature. Les parties molles voisines sont encore boursouflées, mais seulement sur les bords; il n'existe plus, pour ainsi dire, de décollement. Puis, peu à peu, tout se remet. Le 12 mai, l'os est recouvert, et les parties molles se réparent.

Le traitement par le camphre a donc duré ici sept jours, et a été suivi d'excellents résultats.

Voici la seconde observation :

A..., soldat au 38° de marche. 25 ans. Coup de feu au bras.

Ce soldat reçoit, le dimanche 30 avril, à l'assaut du parc d'Issy, une balle qui lui fait un léger séton au bras droit, à deux travers de doigt au-dessus du coude, du côté externe. Pansé immédiatement, il est transporté à l'hôpital de Versailles où il reste deux jours. Le 3 mai, il est évacué sur Rennes, où il arrive dans la nuit du 3 au 4.

Le jeudi 4 mai, état suivant : Plaie sous forme d'un séton ordinaire, sans lésion des parties osseuses : orifices d'entrée et de sortie sensiblement égaux, un peu supérieurs au diamètre de la balle, et séparés l'un de l'autre par un point de 3 1/2 centimètres environ de largeur. La plaie est confuse et légèrement grisâtre, elle répand une assez mauvaise odeur et n'offre aucune tendance au bourgeonnement; cependant on n'oserait affirmer qu'il y a de la pourriture d'hôpital. Les tissus du voisinage sont parfaitement sains, les mouvements du bras s'exécutent sans douleur, l'état général est excellent, sauf un peu de fatigue due à une nuit passée en chemin de fer.

Dès le premier jour, on applique directement sur la plaie de la poudre de camphre et un plumasseau de charpie, en raison de la mauvaise apparence des tissus. Cuissons assez vives au moment de l'application, persistant une heure environ. Journée tranquille. Nuit un peu agitée.

5 mai. La plaie s'est un peu agrandie et ne s'est pas détergée. Les

bords restent peu douloureux, mais sont légèrement taillés à pic. Le fond de la plaie reste toujours grisâtre et pulpeux. On se borne, d'après les conseils de M. Netter, à enlever les amas de camphre non fondus et à les renouveler par d'autres. Léger purgatif pour combattre une constipation de quelques jours.

La journée est assez bonne, mais le soir le malade se plaint de mal de tête et de malaise général. Un peu de fièvre. Nuit mauvaise.

6 mai. Le malade est très-rouge, en proie à une fièvre intense, 100 pulsations ; il souffre considérablement dans son bras et son avant-bras ; il n'a pas dormi et se plaint de maux de tête violents. Le pansement découvert, on voit que la plaie, depuis la veille, s'est considérablement agrandie ; les deux orifices, d'entrée et de sortie, ont augmenté d'un grand tiers ; les bords sont retroussés, taillés à pic, avec tendance au renversement. Le fond de l'ulcère est grisâtre, rempli de lambeau mous et pulpeux, mêlés à des débris appréciables de tissu cellulaire mortifié. Les parties molles circonvoisines sont tuméfiées, rouges tendues, très-douloureuses à la pression, rénitentes ; un liséré d'un rouge vif s'étend sur un pourtour de deux centimètres ; au delà, l'inflammation va s'éteignant graduellement. Il n'est pas possible de méconnaître le accidents généraux et locaux de la pourriture d'hôpital, à forme phagédénique. Continuation du même pansement, après lavage soigneux· Poudre de camphre et charpie sèche.

Mauvaise journée, plus mauvaise nuit encore. Les accès de fièvre se répétant le soir, on croit devoir donner une potion avec 1 gramme de sulfate de quinine.

7 mai. L'affection est toujours en voie de progression : les plaies ont actuellement un diamètre de 3 1/2 centimètres, et tendent à se rejoindre. Le pont de parties saines intermédiaires se ronge de plus en plus, et présente une teinte rouge sombre, qui fait prévoir une prochaine destruction.

Même aspect de la plaie que la veille. Les débris pulpeux s'accusent de plus en plus au centre ; à la périphérie se sépare très-nettement de la zone rougeâtre un liséré noir bleuâtre formé de tissus gangrenés. En soulevant ces tissus avec une pince, on voit qu'il existe un décollement du côté des parties enflammées, et que le mal tend à gagner.

Les parties circonvoisines sont toujours rouges et œdématiées ; pas beaucoup de progrès de ce côté.

Comme état général, persistance de la fièvre avec pouls ample et fort ; céphalalgie, insomnie, inappétence (peu prononcée). Même prescription. Continuation du pansement camphré seul. Sulfate de quinine.

8 mai. Le pont intermédiaire aux deux orifices a disparu aujourd'hui ; la plaie se présente sous forme d'une surface irrégulière, d'un diamètre de près de 7 à 8 centimètres, assez anfractueuse. Même aspect que la veille : lambeau de tissu mortifié noirâtre, surtout au voisinage des bords. Cependant, en un point large comme une pièce de 50 centimes, on voit poindre quelques bourgeons rosés, ce qui semble indiquer que, de ce côté, la maladie est finie, et que l'élimination des parties sphacélées ne se fera point attendre. Du reste, l'état général est un peu meilleur : la nuit a été passable. Le bras est encore gonflé ainsi que l'avant-bras ; mais pas plus que les jours précédents.

En raison de la persistance des signes inflammatoires, on modifie le pansement : la poudre de camphre est appliquée toujours sur la plaie, mais recouverte d'un cataplasme.

Cataplasmes changés deux fois dans la journée. Pas de souffrances. Le soir, à la contre-visite, on prescrit un ipéca stibié.

Nuit bonne jusqu'à trois heures du matin. A ce moment, douleurs assez vives.

9 mai. La rougeur a beaucoup diminué, et les bords quoique saillants, se sont affaissés légèrement. La plaie a encore grandi : le centre et les bords sont toujours remplis de détritus pultacés et escharifiés : c'est un type de forme pulpeuse de pourriture. Une ou deux traînées de lymphangite à la face interne du bras. Peu de fièvre : pouls encore plein et ample. Langue belle. En somme, amélioration de l'état inflammatoire ; état local persistant. Prescription : Sirop de morphine, 30 grammes.

10 mai. Nuit excellente, ce qui est dû à l'opium. Le matin, un peu de surdité et pupilles contractées. Le bras ne cause plus aucune douleur. En défaisant le pansement, on constate que le camphre est un peu liquéfié. L'inflammation du pourtour est presque complètement tombée, mais la plaie s'est encore très-légèrement agrandie du côté interne. Du côté externe, encore un bord rouge et induré, sensible à la pression.

Le fond de la plaie n'est nullement modifié : il est gris, recouvert d'une épaisse couche de matières pultacées, grisâtres, tout à fait insensibles. Peu d'odeur, mais apparence plus blafarde que les jours précédents, ce qui est peut-être l'effet des cataplasmes. Le bras, bien que peu tendu, reste gonflé. Encore une légère douleur aux ganglions axillaires.

M. Netter considère l'inflammation comme tombée, et fait reprendre le camphre seul, sans cataplasmes. Il en fait placer un dans l'aisselle.

11 mai. Quelques douleurs la nuit; le matin, pouls un peu vif. La plaie a beaucoup suppuré, et les pièces de pansement sont traversées. Odeur assez fétide. Le camphre n'est pas liquéfié, mais cependant i ne forme pas des grumeaux aussi épais que la veille. L'avant-bras et le bras sont encore gonflés, pas très-douloureux.

Le fond de la plaie est couvert d'une grande épaisseur de tissu cellulaire mortifié, qui produit la mauvaise odeur. En frottant la surface de la plaie avec un linge un peu rude, on voit que les parties sphacélées se tiennent et forment une seule masse peu adhérente. Les bords sont encore relevés et tuméfiés, bordés d'un liséré noirâtre destiné à s'éliminer. Du côté externe, le bord est taillé à pic et directement rongé par la pulpe grisâtre. De ce côté, il est probable que la plaie s'étendra un peu. Elle a, à fort peu de chose près, les mêmes dimensions qu'hier.

Point de phénomènes généraux; l'appétit est bon, la douleur moderée. M. Netter se décide à faire enlever avec les ciseaux les parties mortifiées insensibles qui nuisent à l'action du camphre. Ces tissus enlevés, on aperçoit à l'angle interne de la plaie un point où il se forme déjà quelques bourgeons charnus. Nourriture tonique et reconstituante.

12 mai. Point de douleurs, mais les nuits sont encore sans sommeil calme. La plaie ne s'agrandit plus que d'une façon insignifiante : les bords sont affaissés partout. Elle ne présente plus qu'un point, vestige du pont intermédiaire aux deux extrémités, qui tend encore à se sphacéler. Suintement assez abondant; mais le camphre n'est pas complètement fondu. L'apparence locale est la même. Toujours une pulpe grisâtre, de plus en plus mollasse et sans consistance. En la prenant avec les pinces, on enlève plusieurs lambeaux insensibles; mais parfois on rencontre des filets nerveux non détruits, dont le tiraillement provoque des douleurs très-vives sur l'avant-bras et la main. Aussi, on préfère nettoyer la plaie avec un linge rude qui enlève toute la partie pulpeuse ramollie. La plaie, détergée de cette façon, laisse voir à sa partie interne une étendue de bourgeons charnus plus considérable que la veille, et qui indiquent parfaitement le relief du muscle long supinateur dénudé. Du côté externe de la plaie, plus rapproché du point où l'aponévrose brachiale est renforcée par les tendons émanés du triceps, la couche de détritus est plus épaisse,

plus résistante et plus tenace : elle sera un peu plus longue à éliminer que la partie interne. Etat général bon. Même pansement.

13 mai. L'élimination continue dans de bonnes conditions; la plaie ne s'agrandit plus, mais elle dépasse 11 centimètres. On aperçoit aujourd'hui des bourgeons vermeils à la partie externe de la plaie ; le muscle long supinateur et le triceps se découvrent. Au centre est encore une zone pulpeuse non éliminée ; les nerfs ne sont pas encore détruits et restent fort sensibles. Plus de douleurs de lymphangite et d'adénite. Etat général excellent.

14 mai. Continuation de l'élimination, écoulement de sérosité abondant. La plaie se déterge de plus en plus.

15 mai. Il ne reste plus qu'un très-petit point pulpeux non éliminé; les nerfs aujourd'hui sont détruits, et la plaie apparaît d'un rose vermeil. Sur le bord interne encore un léger décollement; mais l'on aperçoit les bourgeons charnus.

La guérison se poursuit très-régulièrement.

Voilà deux observations dans lesquelles le camphre a incontestablement rendu de bons services; mais je suis forcé d'ajouter que dans d'autres il est resté inefficace, et, ainsi que je l'ai déjà dit, il en est de même de tous les traitements qui ont été tour à tour vantés contre ce mal. Ils sont utiles dans certains cas ; mais à un moment donné ils se dérobent.

Voici encore deux observations de traitement par le perchlorure de fer ; lui, comme les autres, compte de nombreux succès, mais il a eu ses revers ; aussi terminerai-je mon chapitre du traitement en disant qu'aucun remède n'est spécifique de la pourriture d'hôpital.

Ambulance de Wazennes. — B...., 34 ans, mobilisé du Nord. Coup de feu à la cuisse.

Homme de constitution faible, briquetier de son état, ne jouissant jamais d'une très-bonne santé.

Blessé à Bapaume le 3 janvier d'un coup de feu à la cuisse gauche; il est d'abord soigné à Arras, puis évacué sur Lille le 25 janvier. Sa plaie est un simple séton, prenant depuis le quart inférieur de la face interne de la cuisse droite, pour ressortir au voisinage des tendons du biceps crural à la partie externe du jarret. Dans ce trajet, aucune lésion osseuse. Du reste, au bout de trois semaines, le blessé est bien ;

il n'y a ni douleur vive, ni gonflement dans le membre, et il commence à marcher avec des béquilles. Les plaies suppurent médiocrement, sans complication aucune.

28 janvier. Sans cause connue dans les meilleures conditions hygiéniques possibles, puisqu'il était à l'ambulance de Wazennes, qui n'avait encore reçu aucun blessé jusque-là; il est pris de pourriture d'hôpital.

Les bords de la plaie se gonflent, la suppuration devient fétide et sanieuse, le fond de l'ulcération se couvre d'eschares d'un gris noirâtre : des douleurs assez vives, de la cuisson se manifestent en même temps que l'appétit se perd complètement. Pendant trois jours ces accidents restent très-localisés, sans appareil fébrile intense, on isole complètement le malade et on le soigne à part en ville.

Mais, le 3 février, des accidents graves se déclarent : gonflement considérable et rougeur des parties molles avoisinantes, fièvre, douleurs très-vives (d'étranglement), insomnie, nausées, plusieurs vomissements. La plaie prend très-rapidement un fort mauvais aspect et beaucoup d'extension ; elle a déjà 4 centimètres de diamètre à l'orifice d'entrée, comme à celui de sortie. Les bords sont décollés sur une assez grande profondeur.

Le traitement, qui, dès le premier jour, avait consisté en application de jus de citron sur la plaie, est alors modifié devant l'extension du mal. Tous les jours on touche la plaie avec un pinceau imbibé de perchlorure de fer au trentième, et l'on panse avec de la charpie imbibée de solution phéniquée.

Malgré ces précautions et des pansements renouvelés deux fois par jour, les accidents continuent. Aucune amélioration dans les phénomènes généraux jusqu'au 7 février, c'est-à-dire que le malade reste assez prostré, souffrant de la fièvre, refusant toute nourriture, ne dormant pas malgré une potion calmante où entraient dix gouttes d'extrait d'opium, et se plaignant de nausées continuelles.

Localement, dès le 5 février, on aperçoit un changement dans l'état des parties molles voisines, dont la tension et la rougeur sont un peu diminuées; mais le fond de la plaie reste aussi sale, malgré les injections et les lavages. On aperçoit, mêlées à une pulpe spongieuse, des fibres aponévrotiques, provenant de l'aponévrose fémorale, très-adhérentes aux parties sous-jacentes.

Sur les bords, la peau tend à s'ulcérer de plus en plus, et on n'entrevoit pas le moment où se limitera le mal. Chaque matin, on retire une grande quantité de détritus qui s'éliminent, mais le tissu cellulaire, atteint par le mal, semble foisonner et renaître constamment.

Même traitement : perchlorure de fer et acide phénique. On y joint de la poudre de coaltar comme absorbant.

7. Détente dans les phénomènes généraux qui, les jours suivants, deviennent de moins en moins marqués. L'anorexie subsiste, mais les nausées ont diminué : la plaie, hors les heures de pansements, est peu douloureuse.

Localement, il y a encore jusqu'au 10 février un accroissement dans les dimensions de la plaie; mais on voit, malgré cela, que l'on arrive à la fin de l'évolution du mal. Le décollement des bords ne fait plus de progrès, les parties molles voisines ne sont plus empâtées, ni infiltrées de liquide. La plaie donne issue à une sérosité très-abondante, qui facilite l'élimination des détritus pultacés. Néanmoins, il y a encore des points très-adhérents, et l'aponévrose fémorale commence à peine à se dissocier.

Depuis le 8 février, les cautérisations au perchlorure, devenues beaucoup plus douloureuses, sont suspendues et remplacées par le styrax. Sous cette influence, la sécrétion de la plaie est très-augmentée et heureusement modifiée. Chaque matin on enlève avec les ciseaux une grande quantité de détritus pulpeux et sphacélés; mais les prolongements de l'aponévrose, sous les bords de la plaie, sont encore adhérents et difficiles à éliminer.

A partir du 12 février, l'appétit revient, la plaie se déterge, les nuits sont assez bonnes, la suppuration, sous l'influence du styrax, est plus abondante et moins fétide. On aperçoit quelques bourgeons charnus pointer à la plaie du jarret; mais il y a toujours un prolongement sphacélé entre les muscles biceps et le demi-membraneux.

A ce niveau, la plaie semble avoir une grande profondeur, bien que le mal heureusement n'ait pas envahi le tissu cellulaire profond du jarret. Il s'est contenté de disséquer le biceps, dont les fibres musculaires sont absolument intactes. Bien que les injections aient constamment passé de l'un à l'autre orifice, le mal est resté localisé aux orifices, ce qui prouve que ce n'est pas par le liquide que se transmet la propagation et que se fait l'extension.

Guérison à la fin de mars.

Dans ce cas le perchlorure était devenu trop douloureux pour pouvoir être continué, le styrax a rendu alors de bons services.

Dans une autre observation, le pansement au styrax a

été associé aux lavages au perchlorure de fer avec un excellent résultat.

Enfin une dernière observation :

Hôpital d'Avesnes. C..., soldat au 53e de ligne. Coup de feu à la jambe.

Blessé, à Sedan, d'une balle qui lui traverse la jambe gauche d'avant en arrière, en intéressant le péroné. Il arrive, le 6 septembre, avec un seton dont l'orifice antérieur est situé à la partie moyenne de la jambe, dans la gaîne du jambier antérieur, et dont l'orifice postérieur est à la partie postéro-externe du mollet. Au premier abord, il semble que la balle ait dû passer par l'espace interosseux, mais en introduisant un stylet, on constate qu'il existe une fracture du péroné. On se borné à ne pas hâter la cicatrisation sans débrider les deux orifices.

Pendant les dix premiers jours, suppuration louable, pas de douleurs, santé générale bonne.

Dans la seconde quinzaine de septembre, le pus change de nature, il devient épais, brunâtre, et se charge d'exsudat sanguinolent. Le mollet est plus sensible et un peu empâté, la santé générale s'altère; un ou deux petits frissons, quelques mouvements de fièvre, appétit faible. On débride l'orifice postérieur et l'on essaye de passer un drain dans le trajet de la plaie. On est arrêté par une esquille volumineuse qu'on extrait avec assez de peine. C'est un éclat du péroné.

Cataplasmes pendant quelques jours; la suppuration devient plus facile. Cependant, malgré les injections et le débridement, la plaie reste toujours stationnaire, et la suppuration de mauvaise nature. A plusieurs reprises on examine s'il n'existe pas quelque clapier profond dans l'épaisseur du mollet; mais on n'en trouve point. En revanche, le doigt introduit par l'orifice postérieur fait sentir le péroné dénudé qui, très-vraisemblablement, entretient l'irritation dans la jambe.

On se décide à l'expectation, en tonifiant le malade.

Le 21 octobre, le malade se plaint d'un peu de sensibilité de la plaie; on voit par l'orifice antérieur suinter un liquide séreux d'assez mauvaise apparence. Au-dessous la plaie est terne et flasque, sans présenter du reste d'enduit ni de dépôt grisâtre. Tout autour il y a une assez vive sensibilité des bords. Pas de phénomènes généraux, sauf peu d'appétit et de l'insomnie.

Comme les autres jours la plaie est pansée à l'acide phénique, au 40°.

Le soir, accès de fièvre très-intense, violent frisson, sueurs abondantes, douleurs très-vives dans la jambe. Autour de la plaie, sensation de brûlure, de tension, élancements dans le mollet

Le 22 au matin, on trouve toute la région empâtée, rénitente, d'un rouge sombre érysipélateux, sur une zone de 5 centimètres. Cette tuméfaction est tellement fluctuante, que la première idée se présente d'un abcès sous-aponévrotique, et d'un étranglement par l'aponévrose jambière. Les bords de la plaie se sont un peu agrandis : le fond est recouvert d'un pus brun, de mauvaise odeur : après lavage il paraît sale, tapissé de fragments de tissu cellulaire d'un gris noirâtre.

Comme symptômes généraux, le blessé présente une forte fièvre, de la céphalalgie, une anorexie complète, quelques nausées. Constipation. Purgatif salin. Bouillon, potage, vin de quinquina. Localement, un débridement de 5 centimètres environ est pratiqué le long de l'aponévrose jambière. Loin de donner issue à du pus, l'incision traverse des tissus gorgés de liquide et de mauvaise apparence. Pansements avec l'acide phénique, la poudre de coaltar et un grand cataplasme. Loin d'apporter aucune amélioration, l'incision augmente plutôt le mal. Le soir, à la contre-visite, une nouvelle fluxion érysipélateuse s'est faite autour de la plaie artificielle, dont les bords, se continuant avec ceux de la plaie naturelle, sont déjetés, tuméfiés et renversés en dehors. La jambe tout entière est œdématiée : la zone phlegmoneuse, proprement dite, s'étend à 4 centimètres autour de la plaie en tous sens. La plaie postérieure du mollet reste encore intacte. Vives douleurs. Même pansement.

23 octobre. L'affection est toujours en voie de croissance. La plaie s'est étendue, les bords se sont écartés; l'empâtement phlegmoneux sur lequel elle repose reste toujours rénitent et douloureux. La peau n'a rien perdu de sa tension. Toutes les pièces de pansement sont imbibées d'une quantité prodigieuse de sérosité sanieuse, grisâtre, répandant une odeur excessivement fétide. Les douleurs n'ont pas diminué; la nuit, un peu de délire. Pouls dur, fréquent. Au pansement, après de larges irrigations, on voit que la surface de la plaie est recouverte d'une peluche couenneuse, d'un gris d'ardoise, trèspeu dissociable par l'eau, fort adhérente aux parties sous-jacentes, hérissée de prolongements villeux, débris de tissu cellulaire mortifié.

La plaie postérieure est prise à son tour : les bords sont creusés, taillés à pic, et l'œdème spécial périphérique se montre, avec l'écoulement sanieux qui remplace le pus.

Le malade se plaint en outre d'une douleur vive au niveau des ganglions inguinaux; ceux-ci sont gonflés et sensibles, lymphangite sur tout le parcours de la cuisse. Le pansement est changé : à la place de l'injection phéniquée, on lave la plaie avec de l'eau additionnée de perchlorure de fer : des boulettes de charpie, imbibées de la solution pure sont introduites dans le fond de la plaie. Le soir, injections perchlorurées, mais pansement simple avec la charpie recouverte de poudre de coaltar ; à cause des trop vives douleurs, 15 gouttes de laudanum sur la plaie. Suppression des cataplasmes.

24 octobre. Nuit encore très-mauvaise : le pouls est toujours fébrile, la chaleur forte. Les signes généraux d'anorexie continuent ; moins de céphalalgie. La plaie a augmenté depuis la veille. Toutes les pièces de pansement sont souillées par une sanie noirâtre, d'une odeur infecte, mêlée de grumeaux noirs, fragments de tissu cellulaire et de matières albumineuses coagulées par le perchlorure. Sous le lavage, le fond de la plaie paraît recouvert d'un détritus beaucoup plus épais que les jours précédents, qui se boursoufle et semble se dissocier dans l'eau, mais qui reste encore fort adhérent et prend tous les jours plus deconsistance. On ne peut apprécier la profondeur à laquelle les tissus sont détruits. En détergeant le fond de la plaie avec un linge rude, on ne peut sur aucun point faire apparaître de tissus sains : les saillies musculaires du jambier antérieur et des extenseurs sont masqués par la pulpe qui les recouvre. Les bords restent tuméfiés et renversés ; aucune amélioration encore ; leurs lèvres sont retroussées, irrégulières, taillées à pic, ulcérées, recouvertes d'une pulpe blanchâtre, sur laquelle se détachent de petites ponctuations sanguinolentes. Ils reposent toujours sur la zone œdémateuse qui va sans cesse grandissant, et restent toujours douloureux.

Au-dessous des bords, sur les limites de la plaie, les téguments sont profondément décollés sur une assez grande étendue, et en les faisant glisser sur les parties sous-jacentes on fait sourdre un liquide sanieux mêlé de débris pulpeux ténus.

Du côté du mollet, même envahissement ; la plaie grandit et se creuse tous les jours ; une vaste excavation, de 5 centimètres de diamètre, laisse apercevoir dans le fond l'aponévrose jambière et le soléaire dénudés, recouverts et perdus au milieu de débris pulpeux de toute nature.

Le 25 et le 26 octobre, les mêmes accidents continuent, persistance de la fièvre, de l'insomnie, douleurs mordicantes et brûlantes tout autour de la plaie, élancements jusque dans le pied. Nausées. Anorexie. Localement l'envahissement gagne de plus en plus. La plaie antérieure a plus de 7 centimètres de diamètre, elle déborde sur le tibia en dedans ; la plaie postérieure en a 5. Mêmes apparences : les détritus qui recouvrent l'ulcération forment une épaisse couenne, infiltrée de liquide ichoreux, et que soulève en partie l'injection avec l'irrigateur. Sur un ou deux points, elle semble moins adhérente et l'eau en entraîne des parcelles plus nombreuses et plus volumineuses. Les bords tout en continuant de se creuser, ne sont pas aussi renversés : l'œdème persiste, mais peu sensible au toucher, le décollement est de plus en plus considérable.

Continuation des pansements au perchlorure le matin, poudre de coaltar le soir. Contre l'affaiblissement général potion de Todd et café, potion calmante le soir, avec 30 gr. de sirop de morphine.

Le 27 octobre. Un peu de détente dans les phénomènes généraux, la fièvre et la douleur locale sont moins vives. Mais un peu de diarrhée survient, sous l'influence de l'empoisonnement putride produit par la plaie et la mauvaise odeur. Les bords sont moins renversés, et au lieu de présenter des lèvres ulcérées et rougeâtres, ils paraissent un peu flétris et s'entourent d'un liséré brunâtre, gangréneux, sur une profondeur de 2 à 4 millimètres environ, l'épiderme est soulevé par une phlyctène gangréneuse, et au-dessous, le derme apparaît livide et mortifié.

Le fond de la plaie montre un changement notable dans l'apparence des détritus. Ils forment une masse solide, boursouflée, mais tremblotante et dissociable par l'injection. On aperçoit distinctement de larges fragments d'aponévrose et de tendon mortifiés, qui ne sont plus adhérents aux parties sous-jacentes. Avec la pince et les ciseaux, on extrait une grande quantité de ces matières septiques qui entraînent l'infection putride. Même pansement. Boulettes de charpie saupoudrées de coaltar et remplissant la profondeur de l'excavation.

Les jours suivants, continuation du travail d'élimination : pour la peau, sous forme d'un liséré bleuâtre de gangrène humide faisant tous les jours des progrès ; pour le fond de la plaie, sous forme de vastes lambeaux décollés, d'une odeur affreuse. Le gonflement périphérique diminue tous les jours, la secrétion ichoreuse est plus abondante que jamais, et quoique les pansements soient renouvelés deux fois par jour, toutes les pièces sont traversées. Les plaies par suite de ce travail, vont s'agrandissant et atteignent de 10 à 12 centimètres de diamètre pour la plaie antérieure, de 7 à 8 pour la plaie postérieure. La tibia se montre à nu au fond de la plaie sur une longueur de près de 6 centimètres, les muscles semblent complètement rongés par le mal, et on ne voit plus leurs saillies surtout du côté des jumeaux et du soléaire. Comme état général mieux évident : le sommeil est revenu, les douleurs sont presque nulles, mais le malade présente encore souvent des mouvements fébriles avec frissonnements, soif assez vive ; il a de la diarrhée fétide et toujours un dégoût profond pour la nourriture. On lui donne, pour combattre ces accidents putrides, 75 centigr. de sulfate de quinine d'abord, puis 4 grammes d'alcoolature d'aconit. On continue le quinquina, le café, bref tous les toniques possibles.

Le 5 novembre, on commence à apercevoir dans le fond de la plaie un point vermeil recouvert de bourgeons charnus.

Le 8, elle est tout entière détergée, et se montre sous forme d'énormes excavations anfractueuses où les saillies musculaires masquées pendant si longtemps apparaissent absolument comme dans une préparation anatomique. Chaque muscle est séparé de son voisin par un espace vide, d'où le tissu conjonctif a complètement disparu ; en arrière les délabrements sont plus considérables, et toute la partie médiane du soléaire n'existe plus. La cicatrisation de cette immense plaie se fait avec une rapidité fort remarquable. A la fin du mois, elle est presque entièrement comblée.

Le 18 décembre, la plaie postérieure est guérie et laisse comme trace une cicatrice froncée, et une dépression profonde à la place du mollet. En avant toute la partie externe de la plaie est en bonne voie, mais la dénudation du tibia l'a converti en un grand séquestre dont l'élimination est loin d'être faite. En effet, le morceau ne se détache que vers le milieu de février; la nécrose osseuse ne l'avait atteint que dans le tiers environ de son épaisseur sur une étendue de 8 centim.

A la fin de mars, la guérison est complète, mais dès le mois de janvier, la marche était possible avec des béquilles. Malgré les pertes de substance du mollet, il n'y avait pas de rétraction du tendon d'Achille, et seulement du tiraillement en posant le pied à plat.

On voit dans cette observation à quels énormes dégâts on peut arriver dans la pourriture d'hôpital, et souvent quel que soit le traitement employé.

Avant de terminer ce travail, qu'il me soit permis de donner en peu de mots le résultat des observations faites à Strasbourg par le Dr Stuttel, alors interne à l'ambulance du petit séminaire de cette ville.

Il a remarqué que la pourriture n'a attaqué principalement que les vastes pertes de substances, surtout les plaies faites avec le bistouri.

Dans un certain nombre de cas, c'est le lendemain, le sur-lendemain même de l'opération que débutait le mal. Toutes les plaies d'amputations d'abord grisâtres pendant deux ou trois jours, ou bien se nettoyaient peu à peu, ou bien restaient pâles et flasques, les bords s'emflammaient, devenaient saignants.

Ces observations concordent entièrement avec ce que j'ai dit de l'évolution de la maladie. Le traitement dans les ambulances de M. Herrgott (petit et grand séminaires) a consisté surtout en jus de citron ou en rondelles de ce fruit appliquées sur la plaie; mais dans quelques cas le fer rouge a dû être substitué à ce traitement devenu inefficace.

Me résumant maintenant en quelques mots, je considère la pourriture d'hôpital comme une gangrène ulcéreuse moléculaire, contagieuse. Son eschare subit une prompte décomposition putride et s'élimine par une fonte putrilagineuse graduelle. Elle débute par une vive douleur, s'accompagnant dans la plaie de coagulation, d'engorgements des tissus rendant la suppuration très-difficile, l'arrêtant même; elle prend la forme soit ulcéreuse, soit pulpeuse; quelquefois reste limitée à sa forme du début qui est la moins grave.

C'est une maladie le plus souvent toute locale; et si des phénomènes généraux apparaissent, c'est toujours consécutivement après la manifestation des altérations morbides développées sur la plaie.

Ces phénomènes généraux sont d'abord le résultat d'une réaction inflammatoire sympathique, puis la conséquence d'une intoxication de l'organisme par les matières putrides passées dans le torrent circulatoire.

Cette gangrène est presque toujours amenée, par l'arrivée, à la surface des plaies, de matières miasmatiques, pourvues, sous l'influence de certaines conditions, d'un degré de septicité excessif.

LISTE DES OUVRAGES PUBLIÉS SUR LA POURRITURE D'HOPITAL.

GUI DE CHAULIAC.—Chirurgia magna, scr. 1363, cum adnotationibus D. Laurentii Joubert. Lugduni, 1585.

THÉOPHRASTE PARACELSE. — Opus chirurgicum. Francfort, 1566.

AMBROISE PARÉ.—OEuvres, 11° édition. Lyon, 1652, liv. XI. Des playes d'arquebuses.

GUILLAUME FABRICE DE HILDEN. — Opera quæ extant omnia. Francfort-sur-le-Mein, 1646.

DE LA MOTTE, — Traité complet de chirurgie, t. III, p. 75. Paris, 1722.

FR. LE DRAN. — Consultations sur la plupart des maladies qui sont du ressort de la chirurgie. Paris, 1761-65.

POINTE. — Essay sur la nature de la gangrène humide. Lyon, 1768.

H. RAVATON.— Pratique moderne de la chirurgie. Paris, 1772, 4° vol.

CHAMPEAU. — Prix de l'Académie de chirurgie, t. IV, p. 714. An. 1773.

VIGAROUX. — Observations sur la vérole. Montpellier, 1780.

CH. POUTEAU. — OEuvres posthumes, 3° vol. 1783.

L. GILLESPIE. — Observations on the putrid ulcer. London med. journ., t. VI. 1785.

A. DUSSAUSSOY. — Dissertations et observations sur la gangrène des hôpitaux. Genève, 1786.

MOREAU ET BOURDIN. — Essai sur la gangrène humide des hôpitaux, t. I. Paris, an v. 1796.

TROTTER. — Medicina nautica. London, 1797, II.

ROLLO. — In : an account of diabetes. London 1797. Cap. : a short account of a morbid poison (miasma) acting on sores, and of the method of destroying it.

J. ET C. WENZEL.—Bemerkungen ueber den Hospitalbrand. Hufeland, journ. der prakt. Arzneikunde, VIII et X. 1799 et 1800.

BLANE. — On the diseases of seamen III° édit. 1799.

PERCY. — Pyrotechnie chirurgicale pratiqué ou l'art d'appliquer le feu en chirurgie. Paris, 1799.

JOHN BELL. — Principles of surgery. Edimb. 1801, 1er vol.

E. WOLFF. — Dissert. de gangræna sic dicta nosocomiorum. Tubing. 1802.

LESLIE. — De gangræna contagiosa. Th. Edimb. 1804.

CH. JOHNSTON. —De gangræna contagiosa nosocomiale. Th. Edimb. 1805.

CURTIS. — Account of the diseases of India. Edimb., 1807, London med. and phys. journ. 1810. July XXIV.

Gronnier. — Essai sur la pourriture d'hôpital, 1810.

Vautier. — Dissertation sur la pourriture d'hôpital, 1812.

Em. Hautson. — Essai sur la pourriture d'hôpital. Paris, 1812.

L. Guéniard. — Dissertations sur la pourriture d'hôpital. Strasbourg, 1812.

Salzburger med. chirurg. Zeitung, 1812.

J. Thomson. — Lectures on inflammation. Edim., 1813.

J.-D. Larrey. — Mémoires de chirurgie militaire et campagnes. Paris, 1812-13.

Boyer. — Traité des maladies chirurgicales, t. I. Paris, 1814.

A. Larrey. — Diss. sur les complications des plaies et ulcères, connus sous le nom de pourriture d'hôpital. Paris, 1814.

Aubry. — Dissert. sur la pourriture d'hôpital. Paris, 1814.

Volpi. — Saggio di observationi e di esperienzi medico-chirurgice fatte nello spedale civico di Pavia. Milano, 1814.

S.-J. Brugmans. — Verhandeling over de gesteldheid en zamenstelling van den Dampkring, in welke de zoo genaamde hospitaal-versterving, bij gewoonden plaats. Heft 68. Amsterdam, 1814.

J. Delpech. — Mémoire sur la complication des plaies et des ulcères, connue sous le nom de pourriture d'hôpital. Paris, 1815.

J. Cross. — Sketches of the medical Schools of Paris. London, 1815.

J. Hennen. — On the hospital gangrena. London, 1815.

J.-C, Renard. — Ueber den Hospitalbrand. Mayence, 1815.

Benedict. — Hufeland's Bibliothek, 1815.

Richerand. — Nosographie et thérapeutique chirurgicale. Paris, 1815.

Pardomirat. — Considérations sur la gangrène humide ou pourriture d'hôpital. Paris, 1815.

W. Sprengel. — Animadversiones castrenses. Diss. inaug. Halæ, 1816.

G.-H. Gerson. — Ueber der Hospitalbrand nach eigenen während des spanischen Befreiungskrieges und in Belgien gemachten Erfahrungen. Hambourg, 1817.

J. Thomson. — Report of observations made in the military hospital of Belgium. London, 1817.

H. Blackadder. — Observations on the phagedæna gangrenosa. Edim. 1818.

D. Hilson. — Diss. de gangræna nosocomiale. Edim. 1818.

M. Kalm et H. Wiedemann. — De gangræna nosocom. Diss. Aboœ, 1818.

S. Cooper. — A dictionary of practical surgery. Art. hospital gang. London, 1818.

Wernek. — Kurz gefasste Beiträge zur Kentniss des Hospitalbrandes. Salzburg, 1820.

D. W. H. Busch. — Denkwürdigkeiten aus der militar und civil praxis. Rust's-Magazin f. d. ges. Heilkunde, t. VII, 1820.

A. Riberi. — Sulla cancrena contagiosa o nosocomiale con alcunni cenni sopra una risipola contagiosa. Torino, 1820.

Brauer.-- Observationes quædam de gangræna nosoc. quæ anno h. s. XIV. Lipsiæ inter milites variarum nationum grassata est. Lipsiæ, 1820.

Kluisken. — In Verhandelingen der ersten Klasse het Koninglyk Nederlandsche Institut van Wetenschappen. Amsterdam, 1820.

Guthrie. — On gunshot wounds. London, 1820.

Guthrie. — Medico-chirurg. Transactions, vol. 6, p. 455.

Dictionnaire des Sciences médicales, t. XLV. Paris, 1820.

B. Wellbank.— In Med. chir. Transactions. vol. XI. London, 1821.

D. Gregory. — De gangræna nosocom. Edimb., 1822.

J. Hennen. — Grundsatze der Militarchirurgie. Weimar, 1822.

A. F. Ollivier. — Traité expérimental du typhus traumatique. Paris. 1822.

Alexander.—Verhandeling over het hospitalversterving. Rotterdam, 1824.

Foderé. — Leçons sur les épidémies. Paris, 1826, III, 435.

Langenbeck. — Nosologie und Therapie der chirurg. Krankheiten, Bd. III. Göttingen, 1825.

A. Copland Hutchinson. — De gangræna nosocom. in : Practical observations in surgery. London, 1826.

C.-A. Fuchs. — Historische Untersuchungen ueber Angina maligna und ihr verhaltniss zum Scharlach und Croup. Wurzbourg, 1828.

W. Sprengel. — Chirurgie Bd. I. Halle, 1828.

O. Siegmogrodzky. — Bericht ueber den hospitalbrand in der Charité, im J. 1827. Rust's Magazin, Bd. XXVIII, Hf. JI, 1829.

Th. Thortsen. — Diss. de gangræna nosocom. Berlin, 1829.

Trousseau. — Observations sur la diphthérite. Arch. gén. 1829.

Allé. — Bemerkungen ueber den Hospitalbrand. Oestr. med. Jahrbucher Bd. III, 1832.

Wright. —American Journal of med. sciences, 1832, mai.

Rust's Magazin. — F. d. ges. Heilkunde, Bd. XL, 1833.

Roche et Sanson. — Nouveaux éléments de pathologie médico-chirurgicale, 3o édit., t. III, 1833.

J. Copland. — Encyclop. Worterbuch der prakt. medic. Art. gangrän. Berlin, 1833. Traduit par Kalisch.

J. Hoppe. — De typho putrido atque de apoplexia ulcerum ex nosocomialibus causis miasmaticis. Diss. inaug. Berolini, 1834.

Eisenmann. — Die Krankheitsfamilie typhus 1835.

Dupuytren. — Traité des plaies par armes à feu, t. II.

J.-J. Kerst. — Heelkundige Mengelingen. Te Utrecht, 1835.

Baudens. — Clinique des plaies d'armes à feu. Paris, 1836.

Leínweber. — Pr. med. Vereinszeitung, no 3. Berlin, 1836.

Schœnlein. — Pathologie und Thérapie, Bd. I, 1839.

Vidal. — Traité de pathologie externe, 1er vol. Paris, 1839.

Guyot. — Traité de l'incubation et de son influence thérapeutique, 1840.

Meyer. — Handb. d. wundærztl. klinik. Berlin, 1840, 1er vol.

RUTTEL .— Erfahrungen über Rothlaufentzündung und Hospitalbrand in Rohatsch. Allg. Zeitschr. f. Chirurg. Munich, 1842.

BOUDET. — Archives gén. 1842, février.

OLLIVIER. — Dictionn. de médecine, t. XXVI, 1842.

RUST'S MAGAZIN, 1843-44.

BECQUEREL. — Gazette médicale, 1843.

L. STROMEYER. — Handb. der chirurgie. Fribourg, 1844. Bd. I.

LISFRANC. — Journal de médecine et de chirurgie pratiques. Juin 1845.

The Lancet 1845. vol. I; 1847, vol. I, vol. II.

ROZÉ. — Revue du service chirurgical de M. Jobert. Gaz. méd. Paris, 1846.

ROBERT. — Considérations nouvelles sur l'étiologie et le traitement de la diphthérite des plaies, in Bulletin de thérapeutiq. 1847 et Gaz. des hôpitaux, 1847.

MOORE. — London medical Gazette, 1846, II; 1847, I.

COOTE. — London medic. Gazette, 1847, I.

HAWKINS. — *Ibid.*

J. BOGGIE. — Observations on hospital-gangrene, as it appeared during the late war in the Peninsula. Edimb. and London, 1848.

VIRCHOW. — Archiv f. path. anatomie, Bd. I, et med. reform, 1848, et Handb. d. Patholog. u. Therapie, Bd. I.

REINHARDT et LENBUSCHER. — Virchow's Archiv, Bd. II.

V. WALTHER und Ammon's journal, 1848.

ROSTOLLI. — In Omodei annali universali di medicina, 1849.

GUTHRIE. — Lancet, 1849.

RACLE. — Mémoire sur les nouveaux caractères de la gangrène et sur l'existence de cette lésion dans les maladies où elle n'a pas encore été décrite. Gaz. médic. Paris, 1849.

MILSCHEWSKY. — De gangraena nosocomiali. Diss. inaug. Gryphiae, 1850.

F. ZABORSKY. — Der hospitalbrand. Preisschrift, Vienne, 1851.

F. DE PITHA. — Prager Vierteljahrsschrift f. pr. Heilkunde, 1851, Bd. II.

HAGEL. — Zeitsch. der Wiener Aerzte, 1852, II.

WUNDERLICH. — Spec. Pathologie und Therapie, Bd. II. Stuttgard, 1853.

H. ZIEMSSEN. — De gangraenæ nosoc. historia et literatura. Greifswald, 1853.

LALLOUR. — De la pourriture d'hôpital. Th. Paris, 1856.

BONNARD. — Recueils de mémoires de médecine et de chirurgie milit., 1855, 2° série.

PLOMB. — Pourriture d'hôpital. Th. de Paris, 1854.

MÉNARD. — Pourriture d'hôpital. Th. de Paris, 1856.

FOCK. — Zur ætiologie des Hospitalbrandes. Deutsche klinik, 1856.

BUSCH. — Allgem. chirurg., 1857.

SOUTHERLAND. — Indian annals of med. sciences, 1857.

WALTHER. — *Ibidem*, 1858.

Marmy. — Etudes cliniques sur la pourriture d'hôpital ou typhus des plaies. Gaz. médicale de Strasbourg, 1857.

Bourot. — Sur la pourriture d'hôpit., etc. Srasbourg, 1858.

Maupin. — Recueil de mém. de méd. et de chirurg. milit., t. XX, 2° série. Considérat. sur le trait. de la pourrit. d'hôp. épidémique.

Groh. — Wiener med. Wochenschrift, 1858.

Salleron.— Recueil de mémoires de méd. et de chirurg. milit., t. II, 3ᵉ série 1859. Mém. sur l'emploi du perchlorure de fer dans le trait., etc.

Robert. — Conférences de clinique chirurgicale à l'Hôtel-Dieu. Paris. 1860.

Chevers. — Indian annals of med. sciences, 1860.

Holmes Coote. — Gangrene in T. Holmes system. of surgery, v. I, 1860, London.

F. Albespy. — Considérat. sur l'étiologie et le traitem. de la pourrit. d'hôpital. Th. Paris, 1860.

Guillaume (de Genève). — De la pourriture d'hôp. Th. Paris, 1860.

Boussuge.—De la diphthéroïde ou de l'inflammat. ulcéro-membr., etc. Th. Paris, 1860.

Follin. — Traité de pathologie externe, t. I, 1861.

Tourainne. — Rec. de mém. de méd. et de chirurg. milit. Essai sur la pourriture d'hôpital, 1861.

H. Demme. — Militârchirurgische Studien. Wurzbourg, 1863.

Legouest. — Traité de chirurgie d'armée, 1863.

A. Clemens. — Beobachtungen über den Hospitalbrand. Würzburger med. Zeitschrift. Bd. IV, 1863.

Th. Pick. — Epidemia of hospital gangrene at S. Georges' Hospital. Brit. med. Journal, 1863.

Goldsmith. — A Report on hospital gangrene, erysipelas and Pyaemia as observed in Ohio et Cumberland. Louisville, 1863.

Pittinos. — American Journal of med. sciences, 1853.

Brinton. — *Ibid.*

H.-O. Crane. — *Ibid.*

N. Pirogoff. — Grundzüge der allg. Kriegschirurgie. Leipzig, 1864.

E. Jackson. — Amer. Journ. of med. sciences, 1864.

W. Thompson. — Cases of hospital gangrene treated in Douglas hospital. Washington, 1864.

Hirsch.— Handb. der historisch-geograph. Pathologie, II, 1864.

J.-H. Packard. — On Hospital gangrene and its efficient treatement. Amer. Journ. of med. sciences, 1865.

H. Fischer. — Der Hospitalbrand, etc. Annalen des Charitekrankenhauses, in Berlin. Bd. XIII, 1865.

W. Roser. — Zur Lehre von der septischen Vergiftung des Blutes. Archiv der Heilkunde, 1866.

J. Neudorfer. — Handb. der kriegschirurgie u. der Operations lehre. Bd. I, 1867.

K. Fischer. — Militararztliche Skizzen, etc. Aarau, 1867.

Nélaton. — Eléments de pathologie chirurgic., t. I. Paris, 1868.

E. Zeis. — Ueber Hospitalbrand. Dresde, 1868.

C. Hueter.— Pilzsporen in den Geweben, etc. Centralblatt f. d. med. Wis-senschaften, 1868.

C. Tommasi et Hueter. — *Ibid.*, 1868.

Thiersch. — Handb. der chirurgie de Pitha et Billroth.

Joseph Jones. — Observations upon gangrenous inflammation based upon microscopical examinations, etc. The New-York med. Record. July, 1868.

Lewandowski. — Ein Beitrag zur Lehre vom Hospitalbrande. Deutsche klinik, 1868.

P. Rit. — Essai sur la pourriture d'hôpital. Th. Montpellier.

Ulmer. — Aetiologie und Prophylaxis, etc. Vienne, 1869.

W. Roser. — Zur Verstândigung über den Diphtheriebegriff. Archiv d. Heilkunde, 1869.

Trendelenburg. — Ueber die contagiosität und locale natur, etc. Archiv f. klin. chirurgie, 1869.

W. Leigh. — Cases of phagedaena. Lancet, 1869.

Duprez. — Note sur quelques cas de pourriture d'hôpital, etc. Archiv. méd. belges, 1869.

Th. Billroth. — Ueber die Beziehung der Rachendiphtheritis, etc. Wiener med. Wochenschrift, 1870.

Eisenschitz. — Ueber Hospitalismus, etc. Wiener med. Wochenschrift, 1870.

E. Smart. — On hospital gangrene Lancet, v. II, 1870.

Meyer. — Vereinzelter Fall., etc. Deutsche klinik, 1871.

M. Tribes. — De la complication diphthéroïde des plaies. Th. Paris, 1871.

König. — Ueber nosocomialgangrän Virchow's Archiv. Bd. III, 1871.

J. Heiberg. — Beobachtungen über Hospit. Virchow's Archiv, 1871.

F. König. — Ueber Hospitalbrand. Sammlung klin. Vortrage d. Volkmann. Leipzig, 1872.

F. Steudener. — Ueber pflanzliche Organismen, etc. Sammlung klin. Vor-trage de Volkmann. Leipzig, 1872.

C. Hueter. — Zur ætiologie und therapie, etc. Deutsche Zeitschrift für chirurgie. Bd. I, 1872.

E. Bergmann. — Zur Lehre von der putriden, etc. Deutsche Zeitschrift f. chirurgie. Bd. I, 1872.

A. Sorin. — Kriegs chirurchische Erfahrungen. Leipzig, 1872.

C. Heine. — Handb. der allgemeinen u. speciellen chirurgie de Pitha et Billroth, 1874.

Traitement. — Graefe. — Ueber den Chlorkalk, etc. Berlin, 1831.

J. Hoppe. — Das Feuer als Heilmittel. Bonn, 1847.

Fabien. — De l'emploi du citron comme topique dans la gangrène traumatique, etc. Revue médico-chirurgic. Paris, 1856.

Isambert. — Gaz. médic. de Paris, 1856.

Kraus. — Das krankenzerstreuungssystem. Vienne, 1861.

Demeau et Corne. — Sur la désinfection et le pansem. Comptes-rendus de l'Académie des sciences. Juillet 1859.

Jacqueminot. — Emploi de la poudre de plâtre, etc. *Ibidem*, t. L, 1860.

Duleau.—Remarques à l'occasion d'un mém. de M. Jacqueminot, *ibidem*,

Goldsmith. — American med. Times, 1863 et Americ. Journ. of med. sc., 1863.

Hachenberg. — Behandlung des Hospitalb., etc. Gaz. médic. de Paris, 1863.

J. Pfeiffer. — Hospitalgangrene. Amer. Journ. of med. sc., 1864.

M. Hern. — Hospitalgangrene Amer. Journ. of med. sc., 1866.

John Bligh. — On the use of bromine in the treatment, etc. Lancet, 1868.

Netter. — Pourriture d'hôpit. traitée par le camphre en poudre. Gaz. des hôpitaux, 1871.

Mestrude. — Traitement de la pourriture d'hôpital par la teinture d'iode. Th. Paris, 1871.

TABLE DES MATIÈRES

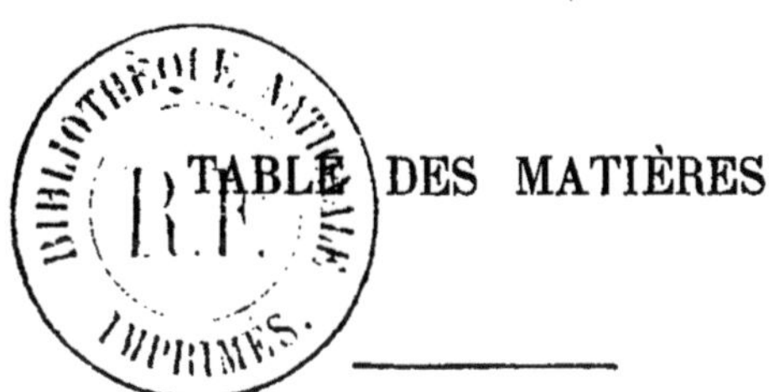

\.Parent, imprimeur de la Faculté de Médecine- rue Mr-le-Prince, 31.

www.ingramcontent.com/pod-product-compliance
Ingram Content Group UK Ltd.
Pitfield, Milton Keynes, MK11 3LW, UK
UKHW022048070726
13613UKWH00002B/723